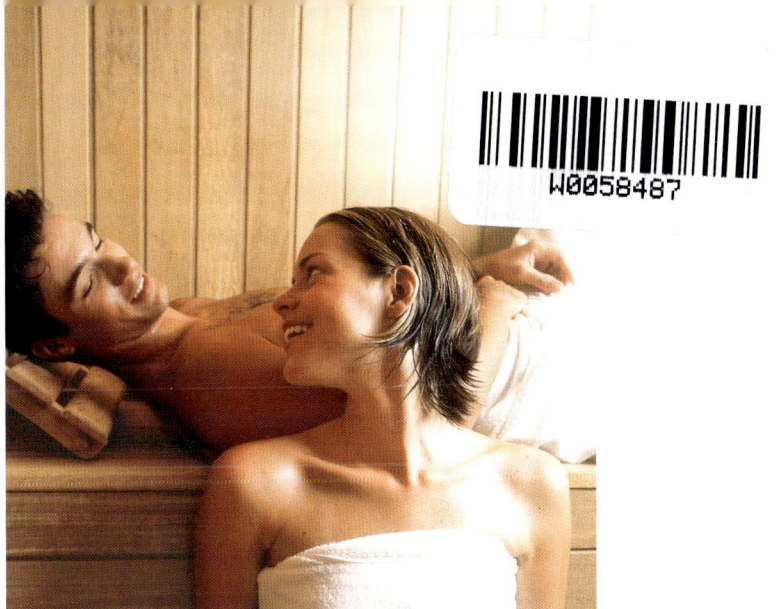

CHRIS SCHREIBER
JERRY GOLDBERG

Sauna

Genuss für Körper und Sinne

➤ Gesundheitsfördernd und entspannend
➤ Verwöhnprogramm für eine schöne Haut
➤ **EXTRA:** Heimsauna planen und einrichten

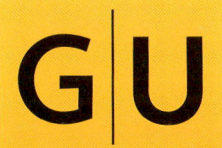

Inhalt

Ein Wort zuvor 5

Sauna, Dampfbad & Co 7

Die finnische Sauna 8

Sauna, was heißt das? 9
Ein kurzer Gang durch die
Saunawelt 10
Finnische Sauna-Saga 12

Wie alles begann 14

Urzeitliche Steinschwitzbäder 14
Die antike Badekultur 15
Mittelalterliche Badestuben 16
Die Renaissance der
Badekultur 16
Der Sauna-Boom heute 17

Welcher Bädertyp sind Sie? 18

Hamam 18
Rhassoul 19
Heublumensauna 19
Ayurvedischer Kuti 20
Sweat lodge 20
Ofuro 20

Wie die Sauna Sie aufheizt 21

Wege der Wärme-
übertragung 21
Tropenklima Dampfbad 26
Die Abkühlphase 27

PRAXIS

Sauna – ein sinnliches Vergnügen 29

Das Wichtigste vorweg 30

Zum Einstimmen 30

Auf geht's in die Sauna 35

Die Vorbereitungsphase 35
Die Aufheizphase 37
Abkühlen und tief durchatmen 44
Heilsame Güsse 48
Körper und Seele verwöhnen 51

Sauna & Sport – das perfekte Doppel 53

Fit for power 53
Cryo – die frostige
Anti-Sauna 57

Fit & gesund mit der Sauna 59

Gesunder Nervenkitzel 60

Extrembedingungen 60
Happy Sauna 62

Entlastung für Herz und Kreislauf 65

Auf die Gefäße kommt es an 65

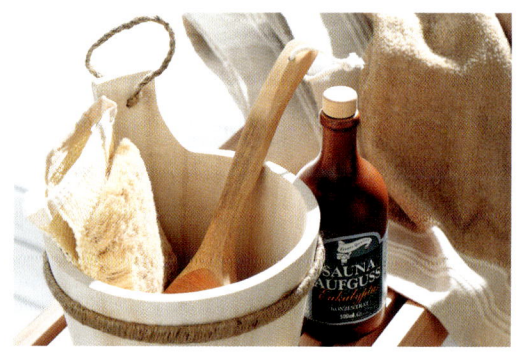

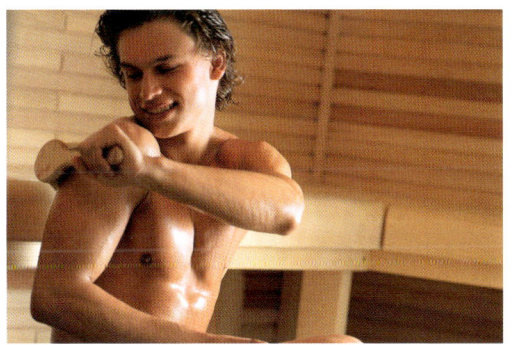

Stärkung für Atemwege & Immunsystem 68

Verengte Bronchien 68
Gesteigerte Abwehrkräfte 69

Den Körper entgiften 71

Säure macht krank 71

Sauna für besondere Fälle 75

Saunaspaß für Kinder 75
Schwanger in der Sauna 77
Wohlfühlsauna für Senioren 78
Sauna »light« für
Übergewichtige 79

Jung & schön durch Saunabaden 81

Anti-Aging-Wirkung 81
Sofortprogramm
für die Haut 82

Ihr Sauna-Wellnesstag 84

Die Vorbereitung 84
Und los geht's 86
Schönheitspflege rund um die
Sauna 88
Zum Ausklang 95

Entschlacken mit Sauna, Saft & Tee 96

Entschlacken, was ist das? 96

Fit und schlank in fünf
Tagen 99

Rund um den Saunabau 105

Heimsauna planen und einrichten 106

Die Saunatypen 106
Standortsuche leicht
gemacht 109
Anordnung der Funktions-
räume 110
So viel kostet ein
Saunagang 111
Ihr Saunazubehör 111
Sicherheitscheck für
Ihre Sauna 112
Extra: Kleiner Material-
Guide 113
Ausstattung der
Funktionsräume 121

Zum Nachschlagen 124

Bücher, die weiterhelfen 124
Adressen, die weiterhelfen 124
Register 126
Impressum 128

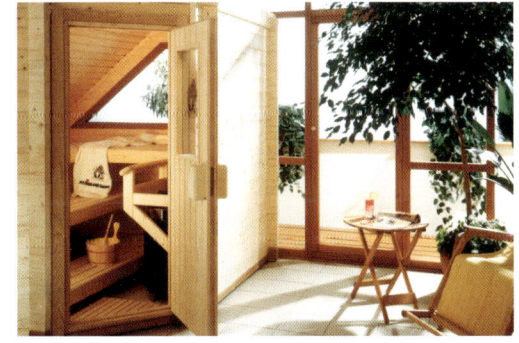

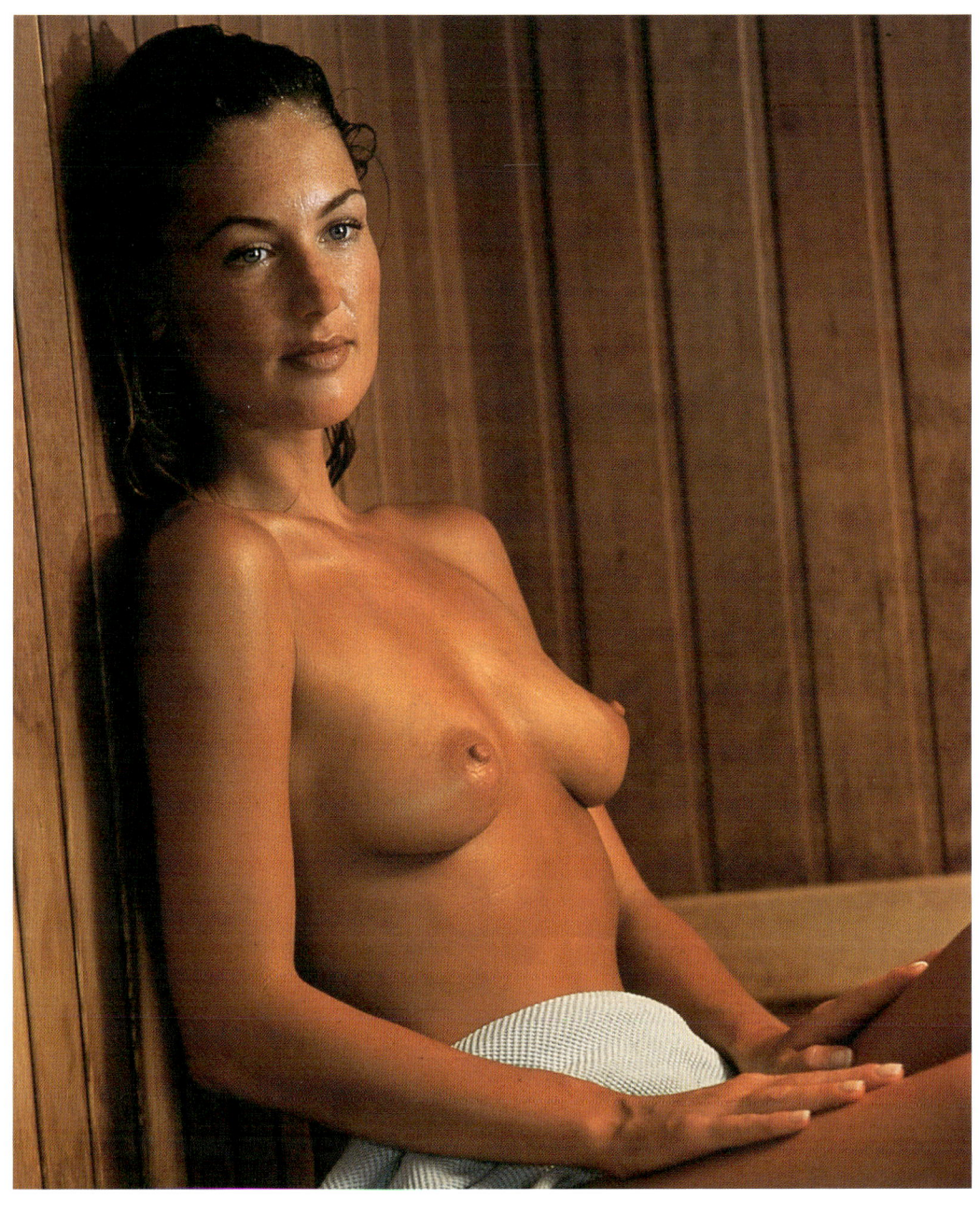

Ein Wort zuvor

Was hat uns veranlasst, einen Ratgeber über die Sauna zu schreiben? In erster Linie die Tatsache, dass mehr als 27 Millionen Menschen in Deutschland regelmäßig saunen – Tendenz steigend! Und das aus gutem Grund: Es muss nicht immer die Karibik sein. Die Saunawelten von heute sind wahre Wellnesstempel. Sie bieten höchsten Luxus für den kleinen Urlaub zwischendurch. Die Saunagäste spüren, dass sie sich dort mit geringen Mitteln und minimalem Aufwand schnell regenerieren und langfristig etwas für ihre Gesundheit tun können. Darin lag für uns eine weitere Herausforderung, diesen Ratgeber für Sie zusammenzustellen: Wir wollten herausfinden, wie gesund das Saunabaden tatsächlich ist! Dabei zeigte sich, dass die elementaren Kräfte wie Wasser, Luft, Kälte und Hitze die speziellen Wirkungen der Sauna ausmachen. Sie entsprechen dem Bedürfnis nach Wellness, Fitness, Anti-Aging-Programmen sowie nach natürlicher Schönheitspflege.

Sollten Sie die Sauna noch nicht für sich entdeckt haben, finden Sie in diesem Buch alles, was Sie wissen müssen, um den größten Nutzen und das maximale Vergnügen aus dem Saunabaden zu ziehen.

Sind Sie bereits Saunaprofi? Dann lesen Sie, was Ihnen die Sauna über das Schwitzen hinaus alles zu bieten hat: Wie Sie Ihre Leistungsfähigkeit gezielt steigern können, wie Sie mit Hilfe von Sauna, Tees und Säften wirksam entschlacken und ganz nebenbei auch noch abnehmen. Gestalten Sie sich Ihren persönlichen Wellnesstag mit vielen Verwöhnpaketen, ganz auf die Sauna abgestimmt.

Erfahren Sie, wie Sie Sauna und Sport optimal kombinieren können, um Ihre Ressourcen auf Vordermann zu bringen.

Und nicht zuletzt: Platz gibt es in der kleinsten Hütte! Sollten Sie vom Schwitzfieber gepackt sein, bauen Sie sich doch Ihre eigene Heimsauna! Auch hierzu finden Sie in diesem Ratgeber viele nützliche Tipps und Informationen. Und jetzt ... tauchen Sie ein in das heiße Vergnügen phantasievoller Saunawelten und holen Sie sich den Genuss für die Sinne. Viel Spaß beim Lesen und Schwitzen wünschen Ihnen

Chris Schreiber
Jerry Goldberg

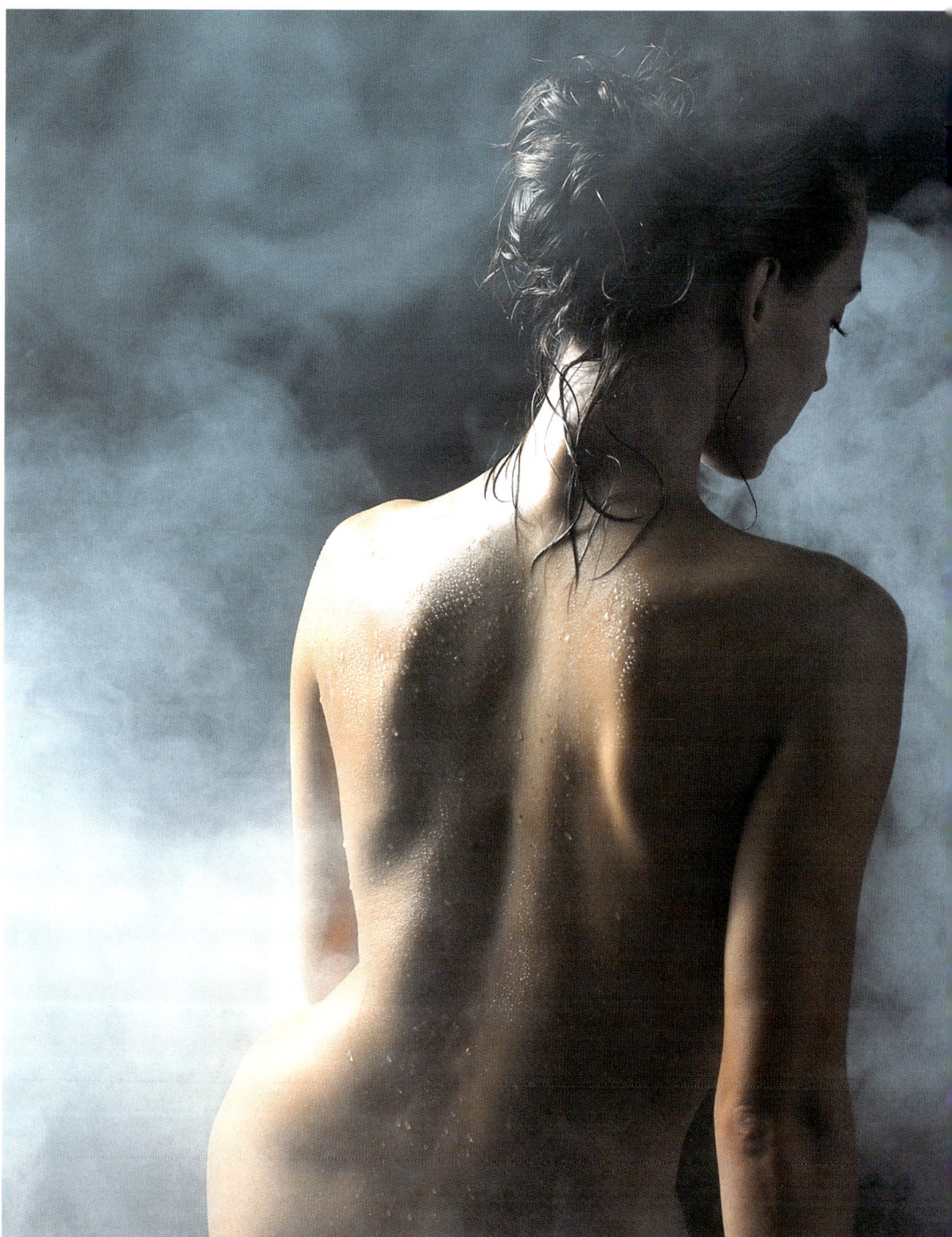

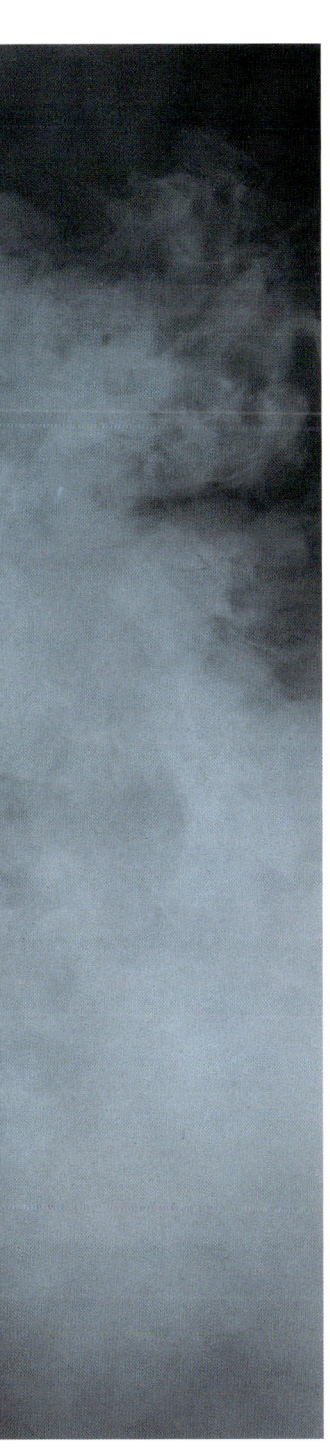

Sauna, Dampfbad & Co

Seit Jahrtausenden stillt die Sauna unsere Sehnsucht nach Wärme, Reinigung und Entspannung. Ihre Tradition geht bis in die Antike zurück. Sie beruht auf den frühen Bäderkulturen der Griechen und Römer und reicht bis zum großen Vorbild unserer Sauna – dem finnischen Saunabad. Neben der finnischen Sauna möchten wir Ihnen aber auch einige weniger bekannte Alternativen vorstellen. Nehmen Sie Urlaub vom Alltagsstress. Tauchen Sie ein in die bunte Bäderwelt und erfahren Sie alles rund um das wohlige Schwitzen. Doch zunächst entscheiden Sie selbst, welcher Bädertyp Sie sind. Lieben Sie es orientalisch, japanisch oder eher indianisch?

Die finnische Sauna

Das urige Idyll einer Sauna in Finnland besteht aus einem Blockbohlenhäuschen, das vorzugsweise an einem See oder Flussufer liegt. Ein kleiner Steg führt Sie zur Abkühlung direkt ins spiegelklare Wasser. Im Inneren der hölzernen Schwitzhütte befindet sich der Saunaofen mit aufgelegten Natursteinen. Oft wird er auch heute noch nach alter Tradition mit Holzscheiten beheizt. Wenn die Sauna dann »gar« ist, was bedeutet, dass sie das richtige Trockenluftklima von rund 100 °C erreicht hat, können Sie das Saunabaden nach finnischer Tradition beginnen. Aufsteigende Sitzbänke ermöglichen das Schwitzen in verschiedenen Klimazonen von 60 bis 100 °C. Gelegentlich wird ein »Löyly« durchgeführt, was unserem Aufguss entspricht. Das auf die heißen Steine gegossene Wasser erhöht kurzfristig die Luftfeuchtigkeit und gibt Ihnen noch einmal einen spürbaren Hitzeschub. Zum Abschluss des Saunarituals beklopft sich der Finne ausgiebig mit dem »Vihta«, dem Birkenquast (siehe Seite 41 f.). Das regt die Durchblutung an und fördert den Schwitzvorgang. Krönender Abschluss eines jeden Saunaganges ist die Abkühlung im kalten Wasser oder mit Schnee.

Saunabaden nach alter finnischer Manier

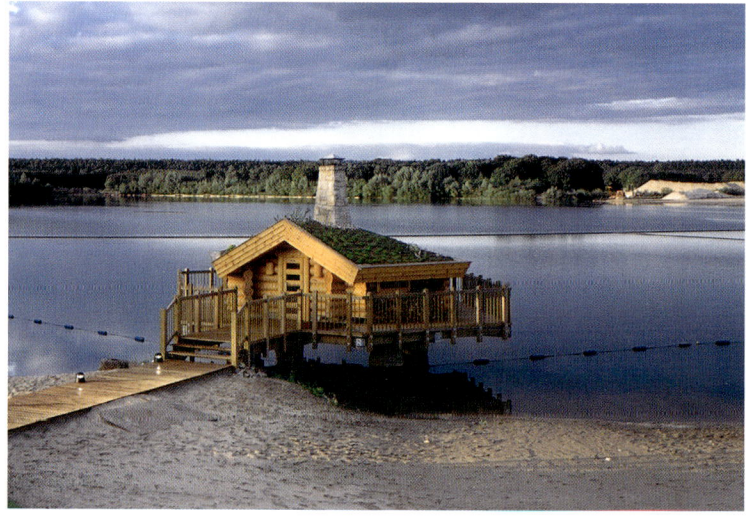

Die klassische finnische Sauna liegt direkt an einem Fluss oder See.

Sauna, was heißt das?

Unter Sauna, auch finnisches Bad genannt, versteht man ein trockenes Heißluftbad, in dem Temperaturen bis zu 100 °C herrschen. Die Luftfeuchtigkeit ist sehr gering, sie liegt bei maximal zehn Prozent. Typisch für das Saunabaden ist der extreme Temperaturwechsel von heiß und kalt. Zunächst setzen Sie sich im Schwitzraum einer so starken Hitzeeinwirkung aus, dass Sie anschließend dafür sorgen müssen, Ihren Körper wieder auf Normaltemperatur abzukühlen. Deshalb gehen Sie von der Schwitzkabine direkt in den Abkühlraum. Hier kühlen Sie sich mit eiskaltem Wasser ab. Wenn Sie die Aufheiz- und Abkühlphase einmal durchlaufen haben, ist der erste Saunagang beendet.

Fit und gesund durch starke Reize

Jungbrunnen Sauna

Die wunderbaren Saunawirkungen sind das Ergebnis einer Reihe von Wechselbädern aus heiß und kalt. Damit stellt die Sauna eine Herausforderung für Leib und Seele dar. Sie wirkt reinigend, stärkend und lässt Ihre Sinne aufleben.

Darum ist Saunabaden so gesund:
● **Entgiftung und Entschlackung**
Wenn Sie regelmäßig in die Sauna gehen, schaffen Sie ideale Voraussetzungen für ein gesundes und langes Leben.
● **Erholung und Regeneration**
Die Sauna wirkt harmonisierend auf allen Ebenen. So geben Sie Ihrem Organismus die beste Möglichkeit, sich zu regenerieren.
● **Abhärtung und gute Konstitution**
Mit der Sauna erzielen Sie eine ausgleichende Wirkung auf Ihren Wärmehaushalt. Zudem werden die Selbstheilungskräfte Ihres Körpers auf Touren gebracht.
● **Anti-Aging-Effekt für Haut und Aussehen**
Die Sauna ist eine hervorragende Naturkosmetik. Ihre Haut erblüht in natürlicher Schönheit und Ihr Aussehen gewinnt an Ausstrahlung.
● **Neue Energien und Glücksgefühle**
Die Sauna hat einen großen Einfluss auf Ihren Hormonhaushalt. Sie tanken neue Energien und können dabei die reinsten Glücksgefühle erleben (siehe Seite 62 f.).

Ein kurzer Gang durch die Saunawelt

Die finnische Sauna, wie wir Sie auch bei uns vorfinden, ist eine Bade-
oase mit mehreren Räumen, von denen jeder in seiner Funktion auf
die »Seele« der Anlage, die Schwitzkabine, abgestimmt ist.

Der Umkleideraum

Noch in voller Straßenbekleidung gelangen Sie zunächst in die Um-
kleideräume mit den Auskleidekabinen, den Schließfächern für die
Wertsachen sowie den Garderobenschränken. Mit Ihrer Kleidung legen
Sie gleichzeitig alles ab, was hinter Ihnen liegt: den Alltag, das schlechte
Wetter und natürlich die Straßenschuhe. Anschließend betreten Sie in
Badeausstattung die Vorräume zur Schwitzkabine.

Den Alltag draußen lassen

Der Vorreinigungsraum

Hier stehen Ihnen Duschkabinen sowie manchmal auch wohlriechende Duschlotions zur Verfügung. So reinigen Sie nicht nur Ihren Körper, sondern spülen auch Stress und Ärger weg.

Die Saunakabine

Herzstück jeder Saunaanlage ist
die hölzerne Saunakabine – der
Schwitzkasten. Die Sitzbänke sind
in drei Reihen übereinander ange-
ordnet. Das entspricht den unterschiedlichen Wärmezonen (siehe
Seite 11). Der Saunaofen mit den
glühend heißen Steinen verströmt
seine Hitze durch den gemütli-
chen Raum. Neben dem Ofen finden Sie einen hölzernen Wasserei-
mer mit einer Schöpfkelle für den
Aufguss. An den Wänden hängen
mehrere drehbare Sanduhren, an
denen Sie Ihre Badezeit ablesen
können, sowie ein Thermometer.

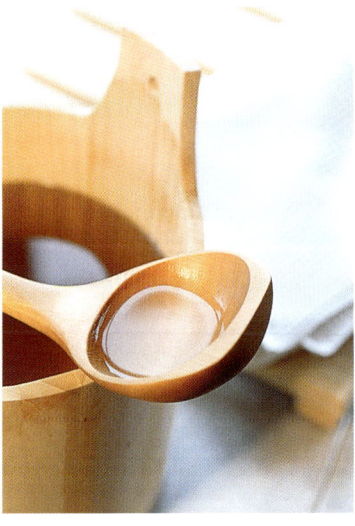

Mit der hölzernen Schöpfkelle gießen Sie das Wasser auf die heißen Ofensteine.

SAUNATEMPERATUREN INNEN

LUFTTEMPERATUREN	
unterhalb der Decke	90–100 °C
obere Sitzbank	80–90 °C
mittlere Sitzbank	60–70 °C
untere Sitzbank	40–60 °C
am Fußboden	40–50 °C
HOLZTEMPERATUREN	
Decke	95–100 °C
Wände	60–95 °C
obere Sitzbank	80 °C
mittlere Sitzbank	60 °C
OFENTEMPERATUREN	
Steine	600–900 °C
Außenmaterial	90–100 °C
RELATIVE LUFTFEUCHTIGKEIT	
unter der Decke	2–5 %
obere Bank	2–8 %
mittlere Bank	6–25 %
Fußboden	25–60 %

Der Freiluftraum

Um Frischluft aufzunehmen, finden Sie in vielen Anlagen eine Terrasse oder Gartenanlage vor. Es reicht aber auch ein Balkon. Dort können Sie nach der »Hitzetour« Ihre Atemwege abkühlen.

Der Abkühlraum

Dort finden Sie erfrischende Kaltwasserduschen, Wasserschläuche für heilende Güsse, hölzerne Kübelduschen oder Schwallbrausen, aus denen Sie kaltes Wasser auf sich herabprasseln lassen können. Zentraler Punkt des Abkühlraumes ist das Tauchbecken, in dem Sie Ihre Lebens-

Abkühlung total

geister wieder auf Touren bringen. Im Nebenraum stehen mehrere Fußwärmbecken, an die Sie sich nach dem Abkühlen hinsetzen können, um Ihre Füße zu baden.

Der Ruheraum

Die Seele baumeln lassen

Er lädt zu Entspannung und Ruhe ein. Hier können Sie die bereitstehenden Liegen nutzen, sich genüsslich in Ihren Bademantel »einmummeln« und die Welt für eine Weile vergessen.

Finnische Sauna-Saga

Die finnische Sauna ist rund 2000 Jahre alt. Als Ursprungsland gilt Asien. Bereits in den ersten Jahrhunderten nach Christi Geburt kamen die ersten »Waldfinnen«, Nomadenstämme aus der Mongolei, und besiedelten ihre jetzigen Wohngebiete. Als Erstes bauten sie, wie sollte es auch anders sein, eine Sauna! Das Saunabaden diente neben der Körperhygiene vor allem auch der Abhärtung. Nur so konnten die Finnen die niedrigen Temperaturen im hohen Norden gesund überstehen.

Die Wurzeln reichen bis in die Frühgeschichte

Das Wort »Sauna«

● Das Wort »Sauna« gehört zu den ältesten Begriffen der finnischen Sprache. Abgeleitet von »Savu«, der Rauch, bedeutet es so viel wie Erdloch oder Schneegrube. So heißt es in alten Schriften: *Die unter der Erde versteckte Wohnung des Schwendbauern habe sich nur durch aufsteigenden Rauch verraten. Die Wohnung sei wörtlich »Savu«, also Rauch, gewesen, woraus dann das Wort Sauna gebildet wurde.*

● 1924 warben deutsche Zeitungen für die Sauna: *»Wollen Sie Himmel und Hölle gleichzeitig erleben, dann gehen Sie in die finnische Sauna.«* So fand das Wort »Sauna« seinen Weg in die deutsche Umgangssprache.

● Mitte des 20. Jahrhunderts wurde der Begriff »Sauna« in die deutsche Sprache übersetzt – leider falsch. Lange Zeit wurde die Sauna im Duden als Dampfbad bezeichnet, was bis heute zu Verwirrung und Missverständnissen führt.

Nicht nur zum Saunabaden

Die Sauna, ein Multifunktionsraum der Frühkulturen, wurde nicht nur zum Schwitzen, sondern auch zum Dörren, Salzen und Trocknen verwendet. Sie war Gebetsraum, Arbeitsraum und sogar Gebärraum: Viele kleine Finnen erblickten in der Sauna das Licht der Welt. Hier wurden aber auch Kranke gepflegt. Naturheiler nutzten die hygienischen Bedingungen in der Sauna, um dort ihre Heilkünste auszuüben. Natürlich wurde die Sauna in diesen Fällen nicht voll aufgeheizt.

Sauna hatte viele Funktionen

Die Erdsauna

Die Erdsauna, auf finnisch »Maasauna«, stellt die Urform des Schwitzens dar. Die Menschen gruben ein Loch in die Erde und bedeckten es anschließend mit Ästen und Moos. In der Mitte des Erdloches befand sich ein Ofen aus aufgeschichteten Steinen, die gelegentlich mit Wasser übergossen wurden. Ein Abzug war nicht vorhanden. Die Deckentemperatur konnte bis zu 120 °C betragen. Das war erträglich, weil der Erdboden rundherum meist gefroren war.

Die Rauchsauna

Die Rauchsauna, die den Grundtyp der finnischen Sauna darstellt, war ein viereckiges Blockbohlengebäude ohne Rauchabzug. Nachdem die Sauna die richtige Temperatur erreicht hatte, zwischen 50 und 75 °C, wurde das Feuer gelöscht und der Raum vom Ruß befreit. Danach war die Sauna zum Baden bereit.

Die Schornsteinsauna

Sicheres Saunabaden dank Elektrizität

Die Entwicklung der Schornsteinsauna brachte mehr Komfort und Sicherheit, denn viele alte Rauchsaunas fielen den Flammen zum Opfer. Jetzt konnte der Rauch ungehindert abziehen und die Sauna musste nicht mehr vom Ruß befreit werden.

Mit der Einführung des elektrischen Saunaofens, um die Mitte des 20. Jahrhunderts, stand einer weiteren Verbreitung der Saunaidee nichts mehr im Wege. Jetzt konnten Saunabäder auch in bestehende Gebäude eingebaut werden.

Wie alles begann

Der Grieche Hippokrates (460–377 v. Chr.) war der Erste, der die Heilkraft der heißen Quellen pries. Er prägte den Gedanken der Präventivmedizin, wonach Krankheiten sich durch Vorbeugemaßnahmen vermeiden lassen. Dazu gehört auch die entspannende und gesundheitsfördernde Wirkung des Wassers, aus der sich die unterschiedlichsten Bädertypen entwickelt haben, die Sie heute noch genießen können.

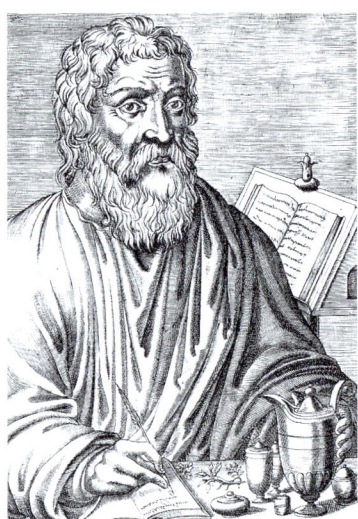

Schon Hippokrates schätzte die Vorzüge der Sauna.

Urzeitliche Steinschwitzbäder

Das Schwitzen in trockener oder feuchter Hitze lässt sich bis in die Steinzeit zurückverfolgen. Die älteste Beschreibung eines Schwitzbades geht auf den Griechen Herodot (484–425 v. Chr.) zurück. Er berichtet von den Skythen, einem Nomadenvolk aus der eurasischen Steppe: *»Sie stellen drei Stangen auf, mit der Spitze zueinander, umspannen sie mit Filzdecken und werfen glühende Steine in den Topf, der in der Mitte des Zeltes auf dem Boden steht. Sodann werfen sie Hanfkörner auf die glühenden Steine. Das erzeugt einen derartigen Dampf, dass ihn kein einziges griechisches Dampfbad übertreffen würde. Aus Freude über diesen Dampf heulten die Skythen laut. Diese Methode dient ihnen als Bad. Das Baden in Wasser aber kennen sie nicht.«*
Das Steinschwitzbad war über die ganze nördliche Halbkugel von Amerika bis Asien verbreitet. Der Grund dafür: Luft lässt sich leichter erhitzen als Wasser, wofür man geeignete Gefäße auf den Wanderschaften hätte mitführen müssen. Dagegen ließ sich jede Höhle, jedes Erdloch und jedes Zelt schnell in eine Art Ursauna verwandeln.

Die antike Badekultur

Beeinflusst von den Steinschwitzbädern der Urzeit entwickelte sich das Badewesen der Griechen und Römer. Höhepunkte waren so gigantische Anlagen wie die Diokletiansthermen in Rom, die bis zu 3000 Personen aufnehmen konnten. Nach dem Untergang des Römischen Reiches im 5. Jahrhundert nach Christi Geburt verfielen auch die mondänen Thermen. Eine Fortsetzung der römischen Badekultur findet sich in den islamischen Bädern wieder.

In der Antike blühte die Badekultur

Die Griechen

Bereits im 4. Jahrhundert vor Christi Geburt legten die Griechen in ihren geliebten Sportstätten, den Gymnasien, Räume für kalte Wannenbäder an. Daneben gab es das trockene Schwitzbad mit Heißluft (Lakonikum) und anschließender Abkühlung mit kaltem Wasser; ab dem 3. Jahrhundert vor Christi Geburt auch Dampfbäder (Sudatorien). Letztere waren besonders bei den Spartanern beliebt, die nahezu alles für ihre körperliche Abhärtung taten. Auch groß angelegte Schwimmbecken waren damals schon bekannt. Für die Aufbereitung des Wassers und die Beheizung der Bäder entwickelten sie eine Art Unterbodenbefeuerung, die so genannte Hypokaustenheizung.

Die Römer

Inspiriert von der Badekultur der Griechen, schufen die Römer in der Kaiserzeit (um 100–500 n. Chr.) öffentliche Thermen von unvorstellbarer Pracht und Größe. Das hatte politische Gründe: Die Macht der Kaiser wurde an der Größe ihrer Thermen gemessen. Über Jahrhunderte hinweg beeinflussten die Römer die Badekultur in ganz Europa. Dabei galt das Bad nicht allein der körperlichen Abhärtung – ganz im Gegenteil: Die Römer wollten sich vergnügen. Theater, Bibliotheken, Sonnenterrassen sowie prunkvolle kulinarische Genüsse dienten ihrer Unterhaltung. In dieser Zeit kam auch das »Baldea Mixta« auf – Baderäumlichkeiten, in denen sich Frauen und Männer gemeinsam tummelten. Das Baderitual begann im Kaltbadcraum, dem Frigidarium. Danach folgten das Warmbad, Tepidarium, und schließlich das trockene Heißluftbad, das Caldarium, mit 40 bis 50 °C. Die Luft wurde mit Hilfe einer Fußboden- und Hohlwandheizung trocken erwärmt.

Römische Thermen – Orte der Entspannung und der Unterhaltung

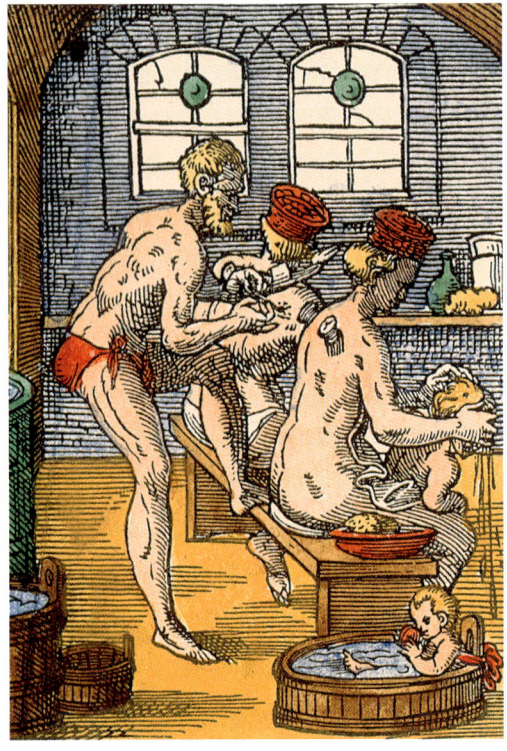

Mittelalterliche Badestuben

Zwischen dem 11. und dem 17. Jahrhundert waren die Badestuben in ganz Europa verbreitet. Dampf- und Wannenbäder fanden sich nicht selten in ein und demselben Raum. Der Betreiber solcher Bäder wurde »Bader« genannt. Neben der üblichen Körperpflege durfte er zur Ader lassen und kleinere chirurgische Eingriffe vornehmen.

Baden: ein gesellschaftliches Ereignis

Trotz ihrer großen Beliebtheit verschwanden die Badestuben schließlich fast völlig. Die Gründe waren der sittliche Verfall, das Aufkommen von Seuchen sowie die Verwüstungen durch den Dreißigjährigen Krieg. Ein gewisser Sinneswandel, der durch ein neu erwachtes Schamgefühl geprägt war, leitete schließlich die Zeit der »Trockenhygiene« ein. Es folgten Puder, Pomade und Duftsäckchen unter den Achseln.

In den Badestuben wurden die Menschen gereinigt, zur Ader gelassen und geschröpft.

Die Renaissance der Badekultur

Die Aufklärung, eine europäische Kulturbewegung im 17. und 18. Jahrhundert, verhalf der Badekultur endgültig zu ihrem Durchbruch. Philosophen wie Basedow predigten die Wiederentdeckung der Natürlichkeit. Die Medizin erkannte den Zusammenhang zwischen Hygiene und Gesundheit. Nachdem Lavoisier im Jahre 1777 entdeckte, dass die Haut ein lebendiges, atmendes Organ ist und nicht nur eine bloße Schutzhülle, wandte man sich von der »Trockenhygiene« ab. Es durfte wieder gebadet werden. Und die Menschen taten es mit Wonne. Sehr schnell wurden öffentliche und private Bäder errichtet.

Der Sauna-Boom heute

Im Laufe der letzten 50 Jahre ist aus der bloßen Saunaidee ein gigantischer Wirtschaftszweig geworden. 1,7 Millionen Saunen gehören inzwischen zum Standard. Man findet sie in Sportanlagen, Kliniken, Sanatorien, Kasernen, öffentlichen Bädern, ja sogar auf Schiffen und in Privatwohnungen. Großer Beliebtheit erfreuen sich aber auch die klassischen Saunaanlagen und die Saunawelten. 27 Millionen Deutsche gehen in die Sauna: Monat für Monat suchen neun Millionen Menschen hierzulande Entspannung, körperliche Fitness, Spaß und Geselligkeit beim Saunabaden. In Finnland, wo das Saunen fester Bestandteil des Alltags ist, gehen 85 Prozent der Bevölkerung regelmäßig in die Sauna. Aber auch in anderen Ländern Europas erfreut sich das Saunabad großer Beliebtheit. Sogar in Südafrika, Australien, Neuseeland, Japan, in den USA und in weiten Teilen Südamerikas hat die Sauna ihren Siegeszug begonnen.

Die Sauna erobert die Welt

Die Weiterentwicklung der Sauna

● **Infrarotsauna:** Die Schwitzkabine wird mit Infrarotstrahlern beheizt. Ein Rundum-Schwitzvergnügen wie in der klassischen Sauna gibt es bei diesem Saunatyp jedoch nicht, da nicht alle Körperteile gleichzeitig bestrahlt und damit erwärmt werden. Einige Körperstellen bleiben kalt.
● **Helarium:** Zusätzlich zum Hitzereiz werden Sie in der Schwitzkabine mit unterschiedlichen Farben bestrahlt, die Ihre Stimmung und Ihre Körperfunktionen beeinflussen sollen. Die Farben werden von einer Niederdrucklampe mit einer speziellen Gasmischung erzeugt. Und so wirken die Farben: Rot regt die Aktivität der Haut und der Drüsen an, Gelb steigert die geistige Leistungsfähigkeit und die Verdauung, Blau und Grün beruhigen. Weißes oder sehr helles Licht sollen die Stimmung heben.

Farbeffekte erhöhen den Entspannungswert

● **Kristallsauna:** Rauchquarzkristalle, die über dem Saunaofen angebracht sind, verströmen ein angenehmes Licht. Dieses soll die Tiefenentspannung fördern. Das erreichen Sie allerdings allein schon durch reines Saunabaden.

TIPP!
Sauna-Touren

Sie werden von Saunavereinen aber auch von Privatleuten organisiert: Saunareisen zu den Navajo-Indianern in Nordamerika, zu indianischen Schwitzzelten in Südamerika oder in ein orientalisches Bad in der Türkei.

Welcher Bädertyp sind Sie?

Die Menschheitsgeschichte ist zugleich die Geschichte ihrer Bäder. So hatte jede Kultur entsprechend ihren Vorlieben das passende Bad! In leicht abgewandelter Form können Sie heute in fantasievollen Erlebniswelten die unterschiedlichsten Schwitzvarianten für sich entdecken.

Hamam, türkisch-arabisches Bad

Es ist eine märchenhafte Stimmung, wie in 1001 Nacht. Marmor, Mosaiken, Wandmalereien und Kräuterdüfte zaubern die Atmosphäre des Orients hervor. Sie sind im »Haus der Hitze«, dem Harara, einem Dampf-Schwitzraum. Über Ihnen befindet sich eine halbkugelförmige Wölbung, die mit bunten, sternförmigen Glasaugen übersät ist. Die einfallenden Sonnenstrahlen tauchen den Raum in ein meditatives Dämmerlicht. Sie schwitzen bei einer Temperatur von 50 °C in einer Sitznische. Nach etwa 20 Minuten werden Sie von einem Bademeister, dem Tefflak, auf den Nabelstein gerufen. Das ist ein achteckiger Marmorstein, der in der Mitte des Raumes steht. Während Sie dort liegen, kommen Sie in den Genuss einer mit Ziegenlederhandschuhen ausgeführten Seifenmassage. Doch Vorsicht! Für empfindliche Hauttypen ist diese Abreibung eher ungeeignet. Danach geht's in den Ruheraum, wo Sie in orientalischer Atmosphäre bei türkischem Tee, salzigem Joghurt und saftigem Obst die Zeit vergessen und so richtig entspannen können. Früher war das Hamam oft Teil einer Moschee. Heute finden Sie es auch in Wellnesscentern und Luxushotels.

Baden nach orientalischer Sitte

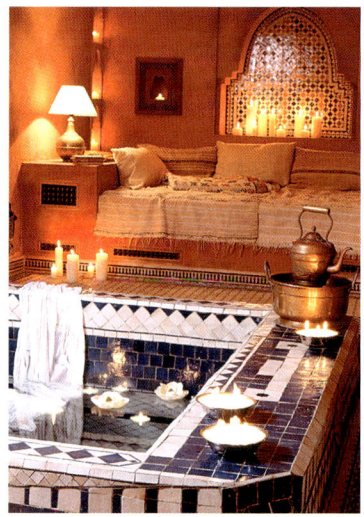

Im stimmungsvollen Hamam schwitzen Männer und Frauen traditionell getrennt.

Rhassoul, orientalisches Schlammbad

Eine Schwitzvariante speziell für die Haut ist das Rhassoul-Bad. Rhassoul ist eine Art Tonerde aus dem Atlasgebirge in Marokko. Sie ist feiner als Wüstensand.

Nach der Reinigungsdusche betreten Sie den Rhassoul-Raum, in dem eine Temperatur von 40 °C herrscht. Dort finden Sie etliche Schalen mit Rhassoul-Schlamm. Reiben Sie Ihren Körper großzügig damit ein. Damit der Schlamm nicht eintrocknet, wird der Schwitzraum mit Kräuterdampf wohlig beheizt. Nach etwa 20 bis 30 Minuten rieselt lauwarmer Regen auf Sie herab und der Schlamm wird fortgespült. Rhassoul-Heilerde kann innerlich und äußerlich angewendet werden. Äußerlich benutzt, gilt sie noch immer als Geheimtipp für eine natürliche Schönheitspflege. Sie wirkt desinfizierend, reinigt die Haut porentief und versorgt sie mit wertvollen Mineralstoffen und Spurenelementen. Bereits in den Hochkulturen Chinas, Ägyptens, Babylons und in der Antike schätzte man die »heilenden Erden« als bewährte Heil- und Schönheitsmittel. In Griechenland wurden sie zeitweise sogar teurer gehandelt als Gold.

Beauty-Vergnügen der besonderen Art

Heublumensauna

Genau genommen ist es ein Bergblumenbad, das sich aus getrockneten Almkräutern und Wiesenpflanzen wie Bergenzian, Kamille, Quecke, Schafgarbe und Steinklee zusammensetzt. Sie liegen in einer Wanne, von Kräutern, Blüten und Samen bedeckt. Durch Enzymprozesse bei der Fermentierung heizt sich das Heu derart auf, dass es Ihnen so heiß wird wie in einer Schwitzkabine. Durch die Hitze werden die Wirkstoffe der Heublumen freigesetzt und dringen in die Haut ein. Dazu zählen Mineralien, Eiweißstoffe, Spurenelemente, Flavonoide, Gerbstoffe und ätherische Öle. Gleichzeitig kann sich Ihr Körper durch das Schwitzen von Säuren und Schlackenstoffen befreien.

Die Wirkstoffe der Natur nutzen

Eine Heublumensauna dauert zwischen 60 und 90 Minuten. Kräftig aromatisch duftende Bergblumen von unbehandelten Wiesen, die nicht älter als ein Jahr alt sind, eine gute Farbe haben und Blütenteile besitzen, sind am wirkungsvollsten. Das Heublumenbad ist eine Spezialität aus Südtirol. Es ist besonders hilfreich bei rheumatischen Erkrankungen, Hautkrankheiten und Gicht.

Ayurvedischer Kuti, indisches Schwitzbad

Der Kuti ist Teil des Ayurveda, der 6000 Jahre alten Gesundheitslehre der Inder. Ziel ist es, die Harmonie von Körper und Geist herzustellen und in der Sauna den Körper zu entschlacken und zu entgiften. Die Sauna ist aus Lehm und Bienenwachs gebaut und in den Boden sind frische Kräuter eingelassen. Die Temperaturen liegen zwischen 40 und 50 °C . Die würzigen Kräuterdüfte werden im Liegen eingeatmet, da bei dieser Körperhaltung die Atmung etwas tiefer ist als normal. Der Kuti hilft bei Erkrankungen der Luftwege und der Lungen. Eine Variante ist das Dampfbad in der Tonne, bei dem nur der Kopf herausschaut. Es folgt traditionell im Anschluss an die Öl-Synchronmassage, die von zwei Therapeuten gleichzeitig durchgeführt wird.

Ein Fest für die Sinne

Sweat lodge, indianische Schwitzhütte

Das Schwitzhüttenritual der Navajo-Indianer ist rund 4000 Jahre alt. Wollen Sie noch vor Wintereinbruch Körper und Geist reinigen, suchen Sie die Begegnung mit Manitu, dem großen Geist? Oder wollen Sie sich einfach nur gegen raue Klimaeinbrüche abhärten? Dann ist die Sweat lodge genau das Richtige für Sie! Sie befinden sich an einem heiligen Ort – in einem Zelt aus Holzstangen, Decken und Fellen, das an der Außenseite mit Erde, Moos und Gras abgedichtet ist. Die Sweat lodge ist auch heute noch gebräuchlich und erfreut sich beim Sauna-Tourismus großer Beliebtheit. Das Besondere daran: Die starken Heilkräuteraufgüsse aus der Apotheke Manitus helfen je nach Zusammensetzung gegen viele Krankheiten.

Rundum gesund mit der Hilfe Manitus

Ofuro, japanisches Schwitzbad

Im fernen Japan ist das Baden auch heute noch ein heiliges Ritual, durch das nicht nur der Körper, sondern auch die Seele gereinigt wird. Schwitzen ist dort nur mit einem sauberen Körper denkbar. Also machen Sie es wie die Japaner: Nachdem Sie Ihren Körper gründlich gereinigt haben, lassen Sie sich in einem Heißwasserbad von 50 °C aufheizen. Danach wird Ihr Körper in Laken gewickelt. In Ruhestellung beginnt dann das wohltuende Schwitzen.

Wie die Sauna Sie aufheizt

Wenn Sie Entspannung durch Wärme suchen, sind Sie in der Sauna genau richtig. Schon beim Betreten der Saunakabine schlägt Ihnen eine trockene Hitze entgegen. Während Ihr Körper an der Hautoberfläche noch eine Temperatur von 30 bis 34 °C aufweist, herrschen in der Sauna Backofentemperaturen zwischen 80 und 95 °C. Bereits innerhalb weniger Minuten kommt es zwischen Ihnen und der Umgebungsluft zu einem Wärmeaustausch.

Hitze pur: Die körpereigene Wärmeregulierung arbeitet auf Hochtouren.

Wege der Wärmeübertragung

Sobald Sie sich im Inneren der hölzernen Saunakabine befinden, kommt Ihre Haut durch die aufgeheizte Luft mit der extremen Hitze in Berührung. Allerdings ist die Wärmeübertragung, die über die Luft erfolgt, relativ gering. Das liegt zum einen daran, dass Luft ein schlechter Wärmeleiter ist. Zum anderen breitet sich über die gesamte Hautoberfläche eine schützende Isolationsschicht aus. Das ist ein dünnes Luftpolster, das sich durch körpereigene Wärmeabstrahlung bildet. Dieses Wärmepolster schirmt die Saunahitze bis zu einem gewissen Grad ab. Eine andere Art der Wärmeübertragung entsteht durch direkten Hautkontakt mit dem Holzmaterial – sobald Sie sich auf die aufgeheizten Sitzbänke hinsetzen oder hinlegen.

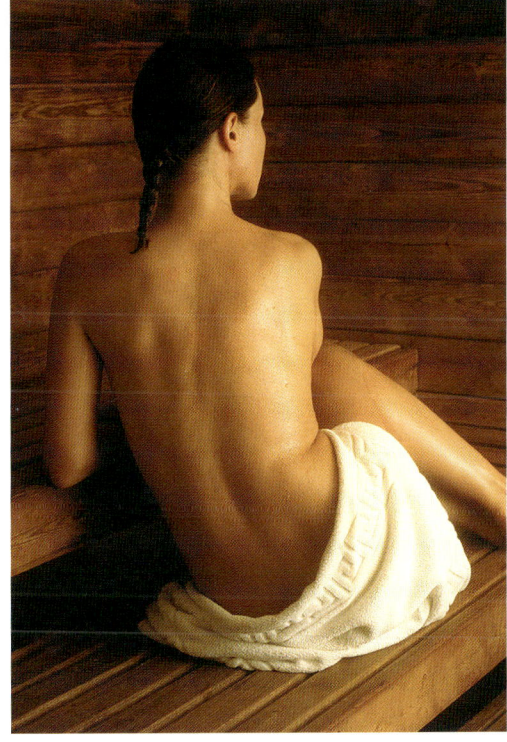

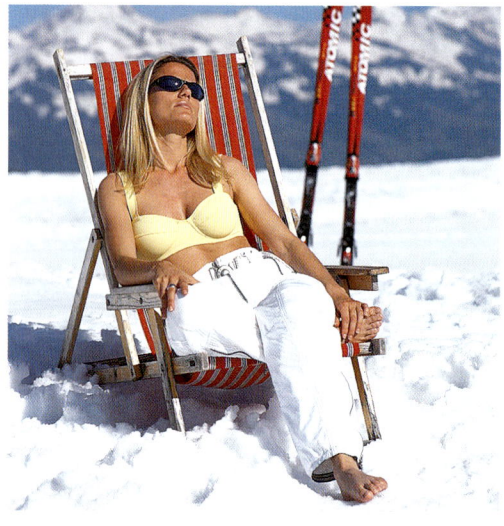

Die Strahlungsenergie macht es möglich

Die Saunakabine besteht aus Holz. Durch die Hitze, die der Saunaofen abgibt, lädt sich das Holz bis zu 100 °C auf. Da Holz ein guter Wärmespeicher ist, gibt es die gespeicherte Hitze langsam und gleichmäßig in Form von Strahlungsenergie an die umgebende Raumluft ab. Strahlungsenergien haben die Eigenschaft, Wärme zu erzeugen, sobald sie auf einen Gegenstand treffen. Denken Sie an die Winterurlauber in den Bergen. Reihenweise liegen sie mit nacktem Oberkörper auf der Sonnenterrasse vor der Skihütte, um sich zu bräunen. Es stört die Sonnenanbeter offensichtlich nicht, dass die Außentemperaturen unter dem Gefrierpunkt liegen – die Sonneneinstrahlung wärmt sie auf. Dabei sind die Strahlen selbst nicht warm! Entscheidend sind die Frequenzen, mit denen sie auf die Hautoberfläche treffen. Diese bringen im Hautgewebe die Molekularstrukturen im atomaren Bereich zum Schwingen! Dabei entsteht Wärme. Dasselbe Phänomen erleben Sie in der Sauna. Auch hier sind es vor allem die Strahlungsenergien vom Holz, die Ihren Körper aufheizen.

Holz speichert die Wärme

Ein Sonnenbad im Winter ist ein Genuss für Körper und Seele.

Steigende Hitze im Körperinneren

Als »Warmblüter« ist der Mensch in der Lage, sich optimal an schwankende Außentemperaturen anzupassen. Dies unterscheidet ihn maßgeblich von wechselwarmen Lebewesen wie Reptilien oder Fischen. Nehmen Sie beispielsweise den Frosch! Ein Frosch verliert sowohl bei Kälte als auch bei Hitze zunehmend an Aktivität. Nahen Winter oder Sommer, vergräbt er sich im Schlamm und verfällt in eine Starre. Seine Lebensfunktionen sind praktisch auf Null gestellt. Das können wir Menschen uns nicht leisten! Um unser körperliches und geistiges Leistungsniveau aufrechtzuerhalten, brauchen wir eine konstante Körpertemperatur von rund 37 °C. Dieses Kunststück vollbringt unser Orga-

Der menschliche Körper benötigt eine konstante Temperatur

nismus, indem er im Winter Wärme speichert und im Sommer überschüssige Wärme nach außen abgibt. Wichtigstes Hilfsmittel dazu ist die Umverteilung des Blutes in den Gefäßen: Bei hohen Außentemperaturen gibt unser Gehirn den Befehl, viel Blut in die Randzonen des Körpers zu pumpen, also in Arme, Beine oder auch in die Haut. Auf diese Weise leitet unser Organismus die Wärme aus. Herrschen dagegen niedrige Temperaturen, speichert der Körper das Blut im Körperinneren und hält so alle lebenswichtigen Organe wie Leber, Herz und Nieren warm. Auch in der Sauna ist unser Organismus darum bemüht, für ausreichende Abkühlung zu sorgen, indem er das Blut umverteilt.

Hitzealarm

Bereits nach wenigen Minuten in der Saunakabine melden die Wärmerezeptoren an der Hautoberfläche einen Temperaturanstieg bis auf 42 °C! Auch die Kerntemperatur im Körperinneren steigt allmählich auf etwa 38,5 °C an. Das ist zwar nicht viel, doch um möglichen Komplikationen wie Kreislaufproblemen vorzubeugen, unternimmt unser Organismus alles, damit die Körpertemperatur wieder sinkt. Zunächst stellt das Wärmeregulationszentrum im Gehirn die Blutgefäße in in Armen und Beinen, aber auch in der Haut, weit und erhöht somit die Durchblutung. Da Blut ein ausgezeichneter Wärmeleiter ist,

Erhöhte Außentemperaturen lassen die Celsiusgrade in den äußeren Bereichen des Körpers steigen.

gibt der Körper mit dem Blutstrom Wärme nach außen ab. Diese Maßnahme allein reicht allerdings noch nicht aus, um die Körpertemperatur zu senken. Durch die extreme Hitze, die in der Sauna herrscht, würde sie sogar weiter ansteigen. Ein Wärmestau und ein Kreislaufkollaps wären unausweichlich, wenn unser Organismus nicht seinen letzten Trumpf in punkto Hitzeabwehr ausspielen würde: Wir beginnen zu schwitzen! Dabei kühlt die Hautoberfläche ab. Unsere Körpertemperatur sinkt auf rund 37 °C und bleibt konstant!

Schwitzen ist lebenswichtig

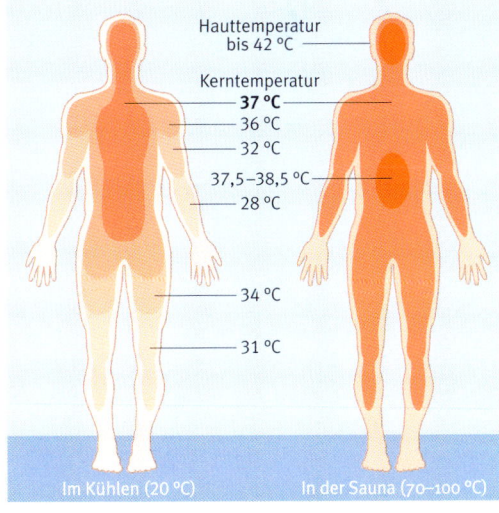

Hauttemperatur bis 42 °C

Kerntemperatur
37 °C
36 °C
32 °C
37,5–38,5 °C
28 °C

34 °C

31 °C

Im Kühlen (20 °C)   In der Sauna (70–100 °C)

Hyperthermie = Fieber?

Früher wurde gern behauptet, die Saunahitze würde eine Art künstliches »Heilfieber« erzeugen. Ähnlich wie beim richtigen Fieber würden die körpereigene Abwehr und der Stoffwechsel effizienter arbeiten.

Kein künstliches Fieber in der Sauna

Das stimmt nicht! Beim Anstieg der Kerntemperatur in der Sauna liegt lediglich eine Hyperthermie vor: Die Hitze kommt von außen. Die Kerntemperatur im Körperinnern ist nur kurzfristig um 1 bis 1,5 °C erhöht und erreicht nicht mehr als 38,5 °C.

Beim Fieber dagegen ist es das Gehirn selbst, das einen bestimmten Temperaturwert vorgibt. Zudem werden die Stoffwechselprozesse beschleunigt, das Herz schlägt schneller und die Kerntemperatur kann bis über 40 °C ansteigen. Außerdem hält das Fieber meist mehrere Stunden, manchmal sogar Tage an, um Bakterien oder Viren zu »verbrennen«. Das schwächt den Organismus. Wir fühlen uns noch Tage danach schlapp und ausgelaugt.

Die Hyperthermie in der Sauna besteht dagegen nur wenige Minuten und hat dementsprechend keine schwächenden Auswirkungen.

Schwitzen, was ist das eigentlich?

Insgesamt besitzt jeder Mensch fast drei Millionen Schweißdrüsen. Das sind winzige Organe, die über den ganzen Körper verteilt sind. Die Flüssigkeit, die die Schweißdrüsen beim Schwitzen absondern, stammt aus den Kapillaren, hauchdünnen Blutgefäßen, die im Unterhautgewebe verlaufen. Auf nur sieben Quadratzentimetern Haut, einem Sechstel

Die Zeichnung zeigt den Aufbau der Haut.

der Größe dieses Buches, haben aneinander gereiht vier bis fünf Meter dieser winzigen Blutgefäße Platz. Sobald die Durchblutung erhöht wird, tritt Flüssigkeit aus den Kapillaren aus. Diese wird von den Schweißdrüsen aufgenommen und in Form kleiner Schweißperlen an der Hautoberfläche abgegeben. Dort laufen sie zu einem flächigen Film zusammen, der die Haut bedeckt.

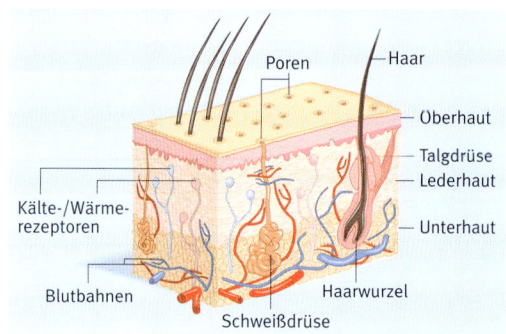

Hitzeabwehr

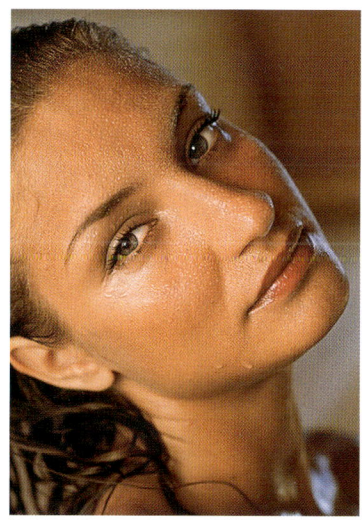

Um den Körper vor einem lebensbedrohlichen Wärmestau zu bewahren, verdunsten die Schweißtropfen auf Ihrer Haut. Aus der Schwitzflüssigkeit wird gasförmiger Wasserdampf. Dabei tritt ein physikalisches Gesetz in Kraft, welches besagt, dass beim Übergang vom flüssigen in den gasförmigen Zustand der Umgebungsluft Wärme entzogen wird – es entsteht Verdunstungskälte. Die Luft kühlt unmittelbar über der Hautoberfläche ab und die Gefahr ist gebannt: Ihre Kerntemperatur bleibt konstant und die lebenswichtigen Körperfunktionen bleiben erhalten. Voraussetzung für diesen physikalischen Prozess ist allerdings, dass die Luft in der Sauna trocken ist. Wäre die Luftfeuchtigkeit zu hoch, könnte im Körper ein gefährlicher Wärmestau entstehen. Wie effizient die Hitzeabwehr mittels Verdunstung ist, zeigen physikalische Messungen: Bei nur einem Liter Schweiß, der von der Hautoberfläche verdunstet, werden dem Körper mehr als 600 Kilokalorien Wärme entzogen, so viel wie die Energiereserven von 100 Gramm Butter.

Die Luftfeuchtigkeit darf nicht zu hoch sein

Drei Millionen Schweißdrüsen werden bei Hitze aktiv.

Kaum Luftfeuchtigkeit

Ein ausgewogenes Klima in der Sauna zeichnet sich durch konstante Temperaturen und genügend Frischluftzufuhr aus. Schon geringe Temperaturschwankungen haben Auswirkungen auf die Luftfeuchtigkeit, die in einer Heißluftkabine sehr niedrig ist. Würde bei zu großer Hitze, über 96 °C, die relative Luftfeuchtigkeit immer mehr abnehmen, hätte das zur Folge, dass die Schleimhäute Ihrer Atemwegsorgane austrocknen – Ihre Nasenflügel und Fingernägel würden leicht schmerzen. Bei zu geringer Hitze dagegen, unter 80 °C, nimmt die Luftfeuchtigkeit automatisch zu. Die Folge: Sie können nicht mehr richtig schwitzen. Wie Sie für ein ausgewogenes Raumklima in der Sauna sorgen, lesen Sie im Kapitel über den Saunabau (siehe Seite 105 ff.).

Das Raumklima ist entscheidend

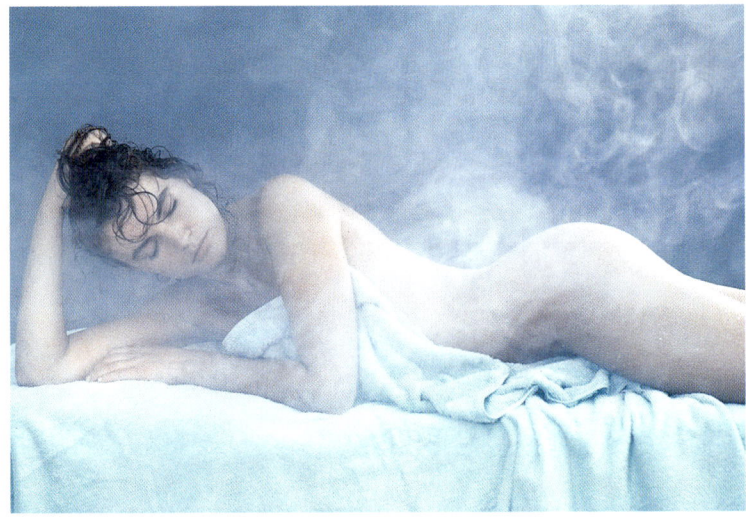

Menschen mit trockener Haut empfinden das Dampfbad als sehr angenehm.

Tropenklima Dampfbad

Wie hätten Sie es gern, wüstenmäßig trocken wie in der Sauna oder tropisch feucht wie im Dampfbad? Probieren Sie beides aus! Viele Saunabäder bieten sowohl Dampfbad als auch Sauna an. Der Unterschied zwischen beiden besteht darin, dass im Dampfbad wesentlich niedrigere Temperaturen bei weitaus höherer Luftfeuchtigkeit herrschen. Die Durchschnittstemperaturen liegen dort bei etwa 45 bis 50 °C. Der Wasserdampfgehalt beträgt nahezu 100 Prozent!

Extrem hohe Luftfeuchtigkeit

Schon beim Betreten des Dampfbades werden Sie von dichten Nebelschwaden umhüllt, die sich als kleine Rinnsale an den Kachelwänden niederschlagen. Das gleiche geschieht auf Ihrer Haut. Sie können also davon ausgehen, dass es sich dabei nicht um Schweiß handelt. Es ist vielmehr der pure Wasserdampf, der an der Hautoberfläche kondensiert und dabei Wärme freisetzt.

Dampfbaden macht schlapp

Weshalb aber sind die Temperaturen im Dampfbad im Verhältnis zur Sauna so niedrig? Ganz einfach: Bei höherer Temperatur, wie sie in der Sauna vorherrscht, würde sich der Wasserdampf in der Umgebungsluft sofort aufheizen. Das Ergebnis wäre, dass Sie schnellstens das Dampfbad verlassen müssten, um sich nicht zu verbrühen! Die niedrige Temperatur hat allerdings auch einen Nachteil: Weil die Luft im Dampfbad so stark mit Wasserdampf gesättigt ist, vermag sie kaum noch Feuchtigkeit aufzunehmen. Die Folge: Ihr Körper kann nicht richtig schwitzen! Dadurch bleibt die Wärmeregulation durch die Verdunstungskälte an der Hautoberfläche aus. Die angestaute Wärme kann nicht genügend abgeleitet werden. Ein Grund, weshalb das Dampfbad für unseren Organismus nach längerem Aufenthalt eine höhere Kreislaufbelastung darstellt als die Sauna – vor allem dann, wenn Sie vor dem Dampfbad in der Sauna waren und der Körperkern noch erhitzt ist. Daher ist es ratsam, zunächst das Dampfbad aufzusuchen und erst nach der Abkühlpause in die Sauna zu gehen (siehe Seite 33).

Im Dampfbad lässt sich's schlechter schwitzen

Gleiche Regeln für alle!

Wenn auch die Prozedur einen anderen Verlauf nimmt als in der Schwitzkabine, gelten für das Dampfbad die gleichen Regeln wie für das Saunabaden. Dies trifft vor allem für die Abkühlmaßnahmen und die Pausenregelung nach dem Dampfbaden zu (siehe Seite 51 f.).

Die Abkühlphase

Das zweite Prinzip des Saunabadens neben der Hitze ist die Kälte. Auf die Aufheizphase folgt deshalb die Abkühlphase. Dazu bietet sich zunächst Frischluft an: Die Atemwege können abkühlen und die Lungen füllen sich mit Sauerstoff. Da aber Luft ein schlechter Temperaturleiter ist, reicht sie zur endgültigen Abkühlung nicht aus. Besser als Luft ist Wasser! Wenn Sie bei einer Lufttemperatur von 20 °C und wenig Wind 30 Minuten lang im Badeanzug am Meeresstrand spazieren gehen, werden Sie dies vermutlich noch als angenehm empfinden. Zumindest halten Sie es gut aus. Wenn Sie dagegen vorhätten, 30 Minuten lang bei 20 °C Wassertemperatur im Meer zu schwimmen, würden Sie mit Sicherheit bereits nach 10 bis 15 Minuten so schnell wie möglich an Land zurückkehren, durchgefroren wie ein Eiszapfen. Im direkten Kontakt mit Wasser gibt unser Körper bis zu 20-mal mehr Wärme ab als an der Luft! Aus diesem Grund sind Wasseranwendungen nach der Hitzephase die wirkungsvollste Maßnahme, um die Körpertemperatur rasch zu normalisieren (siehe Seite 45 ff.).

Nach dem Schwitzen folgt die Abkühlung mit kaltem Wasser

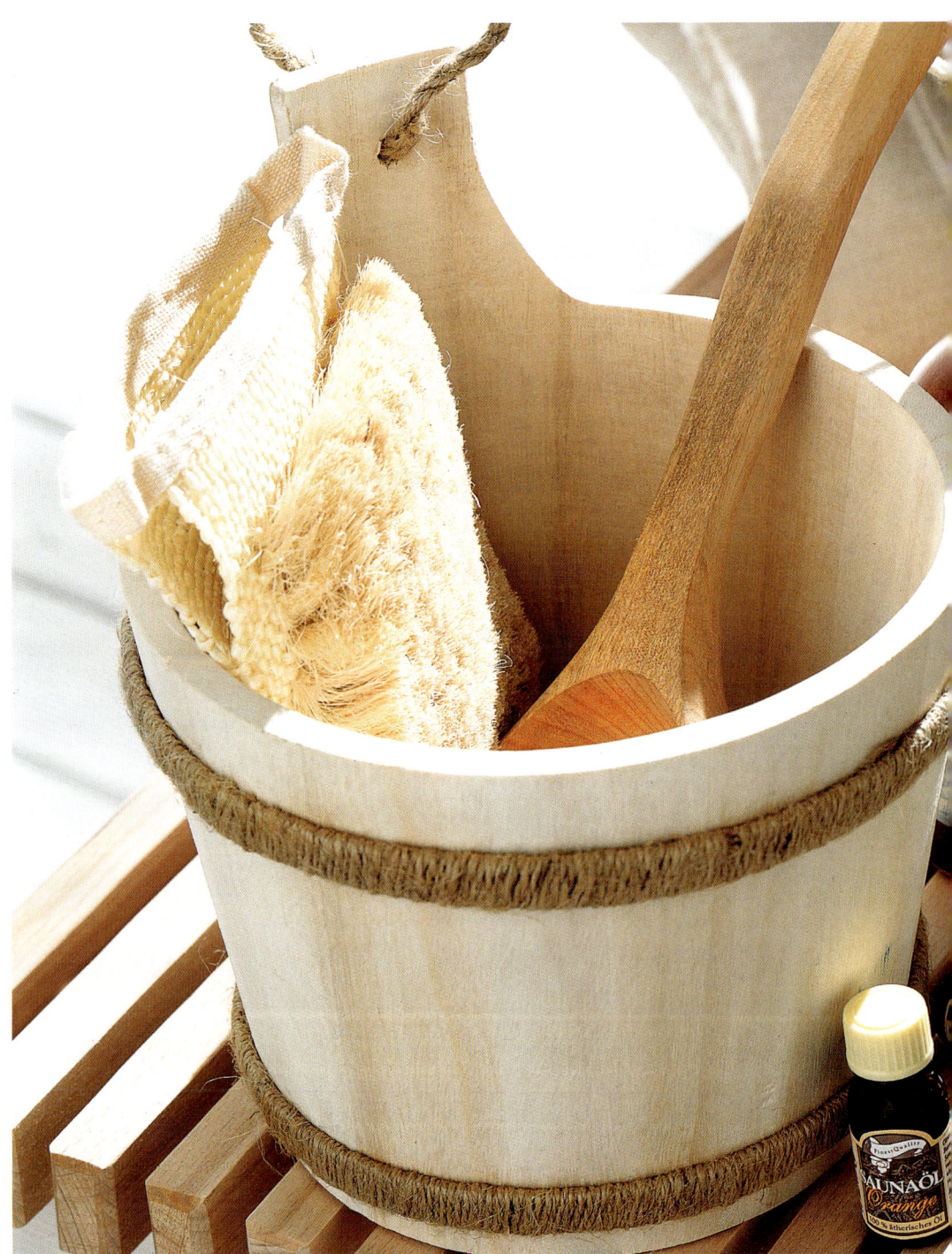

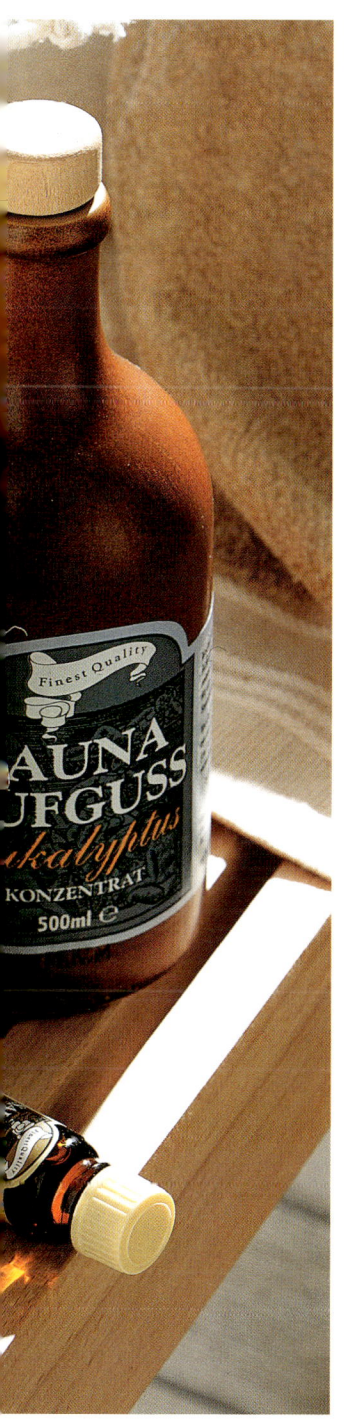

Sauna – ein sinnliches Vergnügen

Saunabaden ist eine Wohltat für Körper, Geist und Seele. Hier wirken die Urkräfte der Elemente auf Sie ein und lassen Sie alle Alltagsprobleme vergessen. Saunabaden ist Naturmedizin pur und garantiert ohne Nebenwirkungen – ein wunderbares Gefühl von innerer und äußerer Reinigung. Wie das Badevergnügen im Einzelnen abläuft, lesen Sie auf den folgenden Seiten. Im Anschluss daran erfahren Sie alles Wissenswerte über ein beliebtes Doppel: Sport und Sauna!

Das Wichtigste vorweg

Saunabaden richtig angewandt, versetzt Sie in eine wonnige Stimmung. Die Grundregeln beruhen auf jahrtausendealten Erfahrungen, die durch wissenschaftliche Studien bestätigt und immer wieder erweitert wurden. Natürlich können Sie den Badeablauf nach eigenem Geschmack und nach Ihren individuellen Vorlieben abwandeln. Solange Sie die Reaktionen Ihres Körpers noch nicht einschätzen können, sollten Sie sich an die folgenden Regeln halten. Das hilft Ihnen herauszufinden, ob Sie etwas für sich persönlich verändern möchten.

Die Erfahrungen vieler Jahrtausende nutzen

Zum Einstimmen

Alltag raus, Urlaub rein! Alles, was Sie für einen Saunabesuch brauchen, ist Zeit und innere Ruhe. Wenn Sie abgehetzt aus der Arbeit kommen oder nach einer stundenlangen Autofahrt in die Sauna gehen, kommt keine rechte Erholung auf. Legen Sie besser erst einmal eine Pause ein, bevor Sie die Saunakabine aufsuchen: Holen Sie zur Einstimmung tief Luft und duschen Sie ruhig etwas länger als gewohnt.

Abschalten ist wichtig

TIPP!
Die Fünf-Minuten-Sauna für Eilige

So bekommen Sie zwar nicht die vollen Saunaauswirkungen mit, aber wenn Sie einen schnellen Frischekick für zwischendurch brauchen, dann nutzen Sie die Sauna, wann immer Sie die Gelegenheit dazu haben. Fünf Minuten aufwärmen, ohne dabei stark zu schwitzen, und anschließend kurz unter den kalten Wasserschwall, das bringt Ihnen ein erfrischendes Gefühl für den ganzen Tag.

Wie viel Zeit Sie brauchen

Ein Muss gibt es nicht. Wenn Sie aber etwas von Ihrem Wellnessausflug haben wollen, sollten Sie für drei Saunagänge mindestens zwei Stunden einplanen. Und wenn Sie noch Lust auf eine Massage haben, brauchen Sie entsprechend mehr Zeit.

Zwei Stunden sollten es schon sein

Sauna nur für Nackedeis!

Wahrscheinlich werden Sie nicht in Badeanzug oder Badehose duschen. Ebenso wenig wäre es von Vorteil, mit Textilien in die Schwitzkabine zu gehen. Damit würden Sie Ihrem Körper das gesundheitsfördernde Schwitzerlebnis nicht nur vorenthalten, sondern es sogar unterbinden. Das könnte einen Wärmestau verursachen. Sollten Sie dennoch den Wunsch haben, sich in der Sauna zu bedecken, bietet sich statt der Badebekleidung das Saunahandtuch an (siehe Seite 39).

Saunatuch schützt vor neugierigen Blicken

Synthetik ist tabu

Synthetische Badebekleidung wie Bikini, Badeanzug oder Badehose heizen sich in der Saunakabine auf. Sie absorbieren den Schweiß und bremsen den Verdunstungsprozess auf der Haut. Zudem können sich leichte Entzündungen mit unangenehmen Hautrötungen, so genannte Kontaktekzeme, bilden. Vorsicht ist auch bei Schmuck geboten! Ketten, Ohrringe oder dergleichen werden glühend heiß, so dass Sie sich daran verbrennen können. Und ob das Material die Hitze verträgt, ist eine andere Frage.

Schmuck ablegen nicht vergessen

Kontaktlinsen in der Sauna

Im Prinzip ist gegen Kontaktlinsen nichts einzuwenden. Den Linsen schadet die Hitze nicht. Dennoch können sie stören, beispielsweise wenn sie zu scheuern oder zu brennen beginnen. Sie können Abhilfe schaffen, indem Sie die Linsen hin und wieder durch Augenzwinkern befeuchten. Das verhindert, dass die Bindehaut Ihrer Augen austrocknet und die Linsen anfangen zu reiben. Noch besser: Schließen Sie die Augen. In der Schwitzkabine gibt es ohnehin kaum etwas zu sehen. Nach Verlassen der Sauna benetzen Sie die Bindehäute in der oben beschriebenen Weise. Das gilt vor allem für weiche Kontaktlinsen.

Kontaktlinsen regelmäßig befeuchten

Essen vor der Sauna?

Ein voller Bauch schwitzt nicht gern! Bevor Sie in die Sauna gehen, sollte die letzte Hauptmahlzeit mindestens zwei Stunden zurückliegen.

Leichte Kost vorweg

Wenn Sie mit vollem Magen in die Sauna gehen, muss Ihr Körper zusätzlich zur Abwehr der Hitze auch noch Verdauungsarbeit leisten. Das wird ihm zu viel. Mögliche Folge: Im Gehirn stellt sich ein Blutmangel ein, der sich durch Kopfschmerzen und leichten Schwindel bemerkbar macht. Deshalb sollten Sie vor dem Saunabaden nur leichte Kost zu sich nehmen. Ein Snack wie etwa ein pikanter Putensalat oder eine Quarkspeise mit Früchten wären der ideale Einstieg.

Keine üppigen Mahlzeiten vor dem Saunabesuch

Leichte Kost danach

Um den gesundheitlichen Nutzen des Saunabadens besser auszuschöpfen, ist auch nach dem Saunabesuch leichte Schonkost empfehlenswert. Das hilft Ihrem Organismus beim Entschlacken und Abnehmen. Verzichten Sie daher möglichst auf alle Nahrungs- und Genussmittel, die Ihren Organismus zu sehr belasten. Dazu gehören vor allem sämtliche stark zucker- und fetthaltige Speisen (siehe Seite 96 ff.).

Ein gesunder Snack mit Obst und Rohkost ist erlaubt.

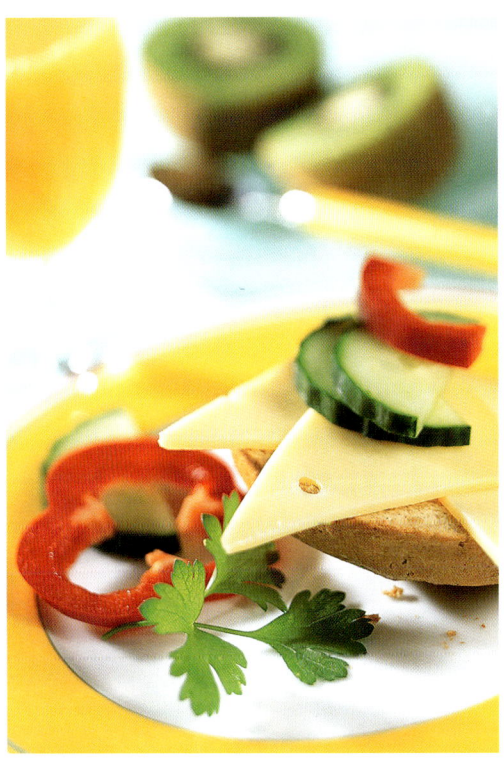

Wann trinken?

Während des Saunaganges trinken Sie nichts! Auf den ersten Blick erscheint es zwar sinnvoll, den Flüssigkeitsverlust, der beim Schwitzen entsteht, sofort wieder aufzufüllen, doch das wäre falsch! Richtig ist es dagegen, wenn Ihr Körper das nötige Schwitzwasser aus den Wasserreservoirs im Körpergewebe bezieht und nicht aus der Mineralwasserflasche. »Trink auf die Sauna«, heißt es bei den Finnen. Trinken Sie daher erst, wenn Sie Ihren Saunabesuch beendet haben.

Nach dem Saunabesuch reichlich trinken

Ein reinigender Fluss

Um besser zu schwitzen, setzt Ihr Organismus die erforderliche Flüssigkeit aus den Zwischenzellräumen im Bindegewebe frei. Wie ein reinigender Strom trägt der Schweiß die Abfallprodukte des Stoffwechsels mit sich fort. Würden Sie während der Saunagänge trinken, ginge der reinigende Effekt verloren!

Was ist ein Saunagang?

Der Saunagang gliedert sich in zwei Hauptakte. Akt eins ist die Aufheizphase, inklusive der Vorreinigung. Der zweite Akt beinhaltet die Abkühlphase und das abschließende warme Fußbad.

Abkühlen gehört dazu

Vorreinigen und aufheizen

Würden Sie auf direktem Weg in die Schwitzkabine gehen, könnten Alltagsspuren wie Schweiß und andere Ausdünstungen für eine schlechte Aura sorgen. Um den gröbsten Schmutz von Ihrer Haut abzuwaschen, sollten Sie vor dem ersten Saunagang eine Reinigungsdusche nehmen. Wer sich vor dem Saunabaden gründlich reinigt, schwitzt auch besser!

Nach der Reinigungsdusche gründlich abtrocknen

Sauerstoff tanken und abkühlen

Nach dem Schwitzen beginnen Sie die Abkühlphase mit ein paar Schritten an der frischen Luft, um die Lungen mit Sauerstoff zu versorgen. Anschließend geht's in den Abkühlraum. Dort warten die Kaltwasseranwendungen auf Sie. Die Badezeremonie beenden Sie mit einem warmen Fußbad. Das ist gut für Ihren Kreislauf.

Ruhepause

Was auch immer Sie sich nach dem Saunagang vornehmen, tun Sie es in Ruhe. Die meisten Saunagäste genießen die Entspannung auf der Liege, andere suchen den Masseur auf. Die Ruhepausen zwischen den einzelnen Saunagängen sollten rund 20 Minuten betragen.

Ruhe und Entspannung sind das A und O

Ein, zwei oder mehr Durchgänge?

Wenn Sie die Sauna einmal pro Woche besuchen, sind drei Saunagänge völlig ausreichend. Mehr Durchgänge wären für Ihren Körper zu anstrengend und auch zu ermüdend. Es könnte sogar passieren, dass Ihnen damit der Erholungseffekt gänzlich verloren ginge. Sollten Ihnen bereits ein oder zwei Durchgänge genügen, ist das auch in Ordnung. Wenn Sie die Möglichkeit haben, jeden Tag in die Sauna zu gehen, werden Sie bald feststellen, dass sogar ein einziger Saunagang vollkommen ausreicht.

Sauna und Dampfbad, geht das?

Sauna und Dampfbad vertragen sich gut. Dieses Kombimodell ist vor allem dann sinnvoll und beliebt, wenn die Haut im Dampfbad gut durchfeuchtet werden soll, bevor es anschließend in die Heißluftsauna geht. Auf jeden Fall gilt: Erst in das Dampfbad, dann in die Sauna! Der Grund: Die Kreislaufbelastung im Dampfbad ist größer als in der Sauna (siehe Seite 26 f.). Und vergessen Sie nicht, zwischen den Anwendungen für ausreichende Abkühlung und kleine Pausen zu sorgen (siehe Seite 27).

Dampfbad und Sauna müssen sich nicht ausschließen

Hilfreiche Tipps für Saunaneulinge

Wenn Sie den ersten Saunabesuch noch vor sich haben, helfen Ihnen die folgenden Tipps, Anfängerfehler zu vermeiden.

Erst regelmäßiges Saunabaden bringt den vollen Effekt

▶ Geregelte Zeiten

Legen Sie Ihren persönlichen »Saunatag« fest und versuchen Sie ihn einzuhalten. Nicht der häufige, sondern erst der regelmäßige Saunabesuch gibt Ihnen die Möglichkeit, die wohltuenden Wirkungen richtig einzuschätzen und über Ihre speziellen Vorlieben zu entscheiden.

▶ So sitzen Sie immer auf der richtigen Seite

Aus hygienischen Gründen benutzen Sie ein Saunahandtuch, das auf Vorder- und Rückseite unterschiedlich gemustert oder gefärbt ist. Während des Schwitzens setzen Sie sich immer auf dieselbe Seite.

▶ Ihre Schwitzzeit ist abgelaufen

Stellen Sie sich in der Saunakabine die Sanduhr ein! Davon hängt an jeder Wand mindestens eine. Die objektive Zeitmessung bietet Ihnen die Gewähr, dass Sie die Sauna rechtzeitig verlassen. Das eigene Körpergefühl ist oft trügerisch! Für die Heimsauna eignet sich ein wohltönender Gong. Es soll schon passiert sein, dass jemand in der Schwitzkabine eingeschlafen ist. Das könnte üble Folgen für Ihre Gesundheit haben.

▶ Fußpilz

Tragen Sie in der Saunaanlage Badesandalen und desinfizieren Sie Ihre Füße nach Ablauf des Saunaganges. Dazu gibt es in jeder Sauna spezielle Sprühanlagen. Noch wichtiger ist es, dass Sie die Zwischenräume Ihrer Zehen gewissenhaft abtrocknen. Die Pilzsporen lieben nichts mehr als warme Feuchtigkeit.

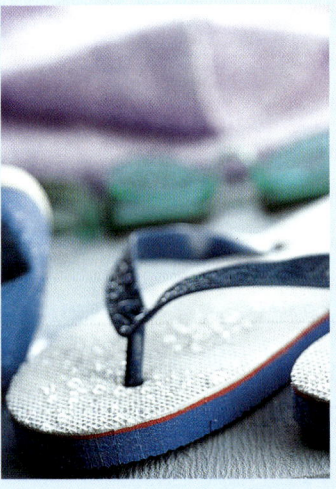

Badesandalen schützen vor Fußpilz.

Auf geht's in die Sauna

Die einen nennen es Schwitzvergnügen, die anderen Saunaspaß. In jedem Fall ist das Saunabaden eines der letzten öffentlichen Rituale, wie es sie schon zu Urzeiten gab. Und genau das macht die Sauna moderner denn je! Denn sie steht im krassen Gegensatz zur computergesteuerten Hightechwelt. Das zeigt sich allein daran, dass 75 Prozent aller weiblichen Saunagäste in der völligen Entspannung den wichtigsten und zugleich schönsten Aspekt des Saunabadens sehen. Männer dagegen legen eher Wert auf körperliche Fitness und den gesundheitlichen Effekt.

Saunabaden: wohltuend für Körper und Seele

Was Sie alles benötigen, um das Baderitual für sich zu einem Vergnügen werden zu lassen, und wie es abläuft, lesen Sie auf den folgenden Seiten.

Die Vorbereitungsphase

Sind Sie gut drauf? Dann ist heute Ihr »Saunatag«. Sollten Sie sich unwohl, krank oder unmotiviert fühlen, bleiben Sie besser zu Hause. Die Sauna könnte in diesem Fall eine Strapaze für Sie werden. Fühlen Sie sich dagegen müde und abgespannt, können Sie in der Sauna neue Energien tanken. Sie werden sich danach vital und entspannt fühlen! Essen Sie noch eine Kleinigkeit und dann geht's los. Viel Vergnügen!

An die Lektüre für die Ruhepausen denken!

Das gehört unbedingt in die Saunatasche

● ein Saunahandtuch: Es besitzt das längliche Format eines Badetuchs und ist auf jeder Seite von unterschiedlicher Farbe oder hat zwei verschiedene Muster
● ein bis zwei weitere Handtücher zum Abtrocknen
● ein gut wärmender Bademantel
● leichte, rutschfeste Badesandalen
● alles, was Sie für Haut und Haare brauchen: Kamm, eventuell Föhn, Duschgel und eine Bürste für die Trockenmassage
● Badeanzug, Bikini oder Badehose (für die Pausenzeiten)
● nicht zu vergessen ein Buch oder eine Zeitschrift für den Ruheraum

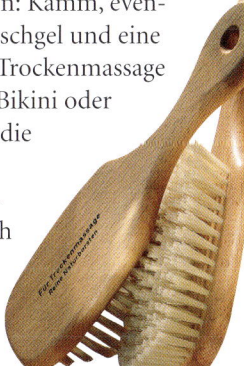

Reinigungsdusche und Fußbad

Toilettenpflege und eine gründliche Körperreinigung sind das A und O in der Sauna! Unter der warmen Dusche beseitigen Sie sowohl den Fettfilm auf Ihrer Haut als auch Kosmetikrückstände und Körpergerüche. Sollten Sie kalte Füße haben, nehmen Sie am besten noch ein knöcheltiefes Fußbad, bevor Sie die Schwitzkabine aufsuchen. Die Wassertemperatur sollte, während Sie das Wasser langsam einlaufen lassen, von 32 °C bis auf maximal 40 °C ansteigen. Das fördert die Blut- und Lymphzirkulation in Ihrem Organismus – eine wichtige Voraussetzung zum erfolgreichen Schwitzen.

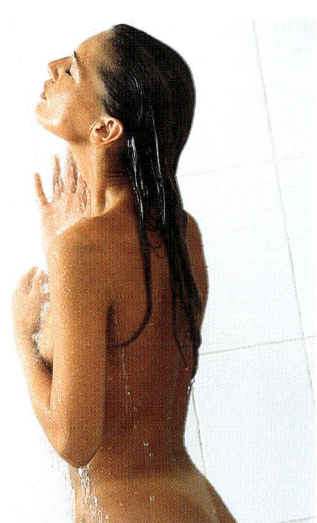

Genießen Sie die warme Dusche vor dem ersten Saunagang.

> **TIPP!**
> ### Gut abtrocknen!
> Vergessen Sie nicht, sich nach der Reinigungsdusche gründlich abzutrocknen! Jeder Wassertropfen auf der Haut zögert den Schwitzprozess unnötig hinaus.

Parfüm & Co

Sollten Sie vorhaben, die Sauna wohlduftend zu betreten, könnten Sie ein Fiasko erleben. In der extremen Saunahitze verflüchtigt sich Parfüm sehr schnell zu einer Duftwolke, und die könnte bei den engen Raumverhältnissen für Unmut bei den anderen Badegästen sorgen. Besonders intensiv wirken sich der eigene Körpergeruch und Salben aus. Gesichtscremes zerlaufen unter Hitzeeinwirkung wie Butter! Mögliche Folge: Augenbrennen.

Lotions und Parfum besser nach der Sauna

Badesandalen-Salat

Ziehen Sie Ihre Sandalen vor der Saunatür aus. In der Kabine brennt meist nur schwaches Licht. Wenn Sandalen auf dem Boden herumliegen, besteht Stolpergefahr! Zudem könnte die extreme Hitze chemische Prozesse in Gang setzen, wodurch sich Kunststoffbeläge und Weichmacher an den Schuhen lösen.

Badesandalen gehören vor die Tür

Die Aufheizphase

Das große Schwitzen kann beginnen! Ihr Körper wird in die Wüste geschickt. Sollten Sie sich fragen, wie lange Sie das durchhalten, erwarten Sie von sich bitte keine Höchstleistung. Ihr schweißgebadeter Nachbar ist vielleicht ein langjähriger Saunaprofi. Dann ist er schon »saunageübt«. Sie als Anfänger müssen noch nicht triefen! Es kommt schließlich nicht auf die Menge der ausgeschwitzten Flüssigkeit an, sondern auf den Schwitzvorgang an sich.

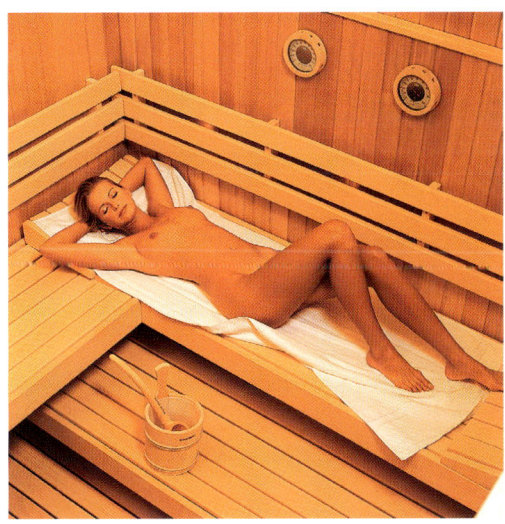

Rein in den Schwitzkasten!

Saunabaden ist ein gesellschaftliches Ereignis und zugleich ein Ritual der Ruhe und Erholung! Viele Nackte – Männlein und Weiblein gemischt, Groß und Klein, Alt und Jung – sitzen in der Schwitzkabine auf engstem Raum beisammen. Die Stimmung der Saunagäste ist positiv und entspannt. Kleidung, Schmuck und somit auch gesellschaftlicher Status fallen weg. In gewissem Maße geben wir in der Saunakabine unsere Intimität preis – eine gute Gelegenheit, sich ein wenig mehr auf seinen Nachbarn einzustellen und rücksichtsvoll miteinander umzugehen.

Rücksichtnahme – in der Sauna besonders wichtig

Welche Sitzbank ist die beste?

Wenn Sie zu trockener und empfindlicher Haut neigen, was bei Saunaneulingen oft der Fall ist, setzen Sie sich auf die mittlere Sitzebene. Nehmen Sie dagegen gleich ganz oben Platz, kann die starke Hitze dazu führen, dass Sie vor allem im Gesicht, an den Schultern, in der Nase oder unterhalb der Fingernägel ein unangenehmes Brennen spüren. Das ist meist nur ein vorübergehendes Phänomen. Bleiben Sie so lange auf der mittleren Stufe sitzen, bis Sie zu schwitzen beginnen. In der Regel verschwindet das unangenehme Gefühl bis dahin. Danach geht's ganz nach oben auf die höchste Ebene.

Es muss nicht gleich die höchste Stufe sein.

TIPP!

Brennende Hitze löschen

Um dem Brennen an den empfindlichen Hautstellen vorzubeugen, können Sie noch vor dem Saunagang die empfindlichen Hautregionen mit etwas Wasser benetzen.

Hitze pur

Wenn Sie so richtig schön Hitze tanken wollen und keine empfindliche Haut haben, begeben Sie sich gleich auf die oberste Bank. Strecken Sie sich der Länge nach aus und lassen Sie Ihre gesamte Hautoberfläche gleichmäßig von der Strahlungswärme durchfluten. Auf diese Weise kann jede einzelne Muskelfaser entspannen. Verweilen Sie in dieser Lage zehn bis zwölf Minuten.

Sitzen oder liegen?

Es kommt in erster Linie darauf an, dass das Klima stimmt. Halten Sie sich möglichst mit dem ganzen Körper in derselben Temperaturzone auf. So ist die Hitzeeinstrahlung gleichmäßig über Ihre gesamte Körperoberfläche verteilt. Das gelingt am besten im Liegen: auf dem Bauch oder Rücken. Auf diese Weise können Sie optimal entspannen und die Kreislaufbelastung bleibt gering.

Achten Sie auf gleichmäßige Hitzeeinstrahlung

Ungeliebte Enge

Beklemmungsgefühle? Bei drückender Hitze kann einem ganz schön eng werden. Das geht vielen Anfängern so, vor allem wenn sie auf der obersten Bank direkt unter der Saunadecke liegen. In diesem Fall wechseln Sie in die aufrechte Sitzhaltung. Ziehen Sie Ihre Beine ganz zu sich an den Körper heran. So befinden Sie sich auch weiterhin mit dem ganzen Körper in derselben Temperaturzone und das Blut sackt nicht in die Beine ab. Kreislaufbelastend ist dagegen die normale Sitzhaltung. Besonders wenn auch noch der Kopf nach vorn hängt. Es sammelt sich so zu viel Blut in den Beinen und Ihr Kopf ist unterversorgt!

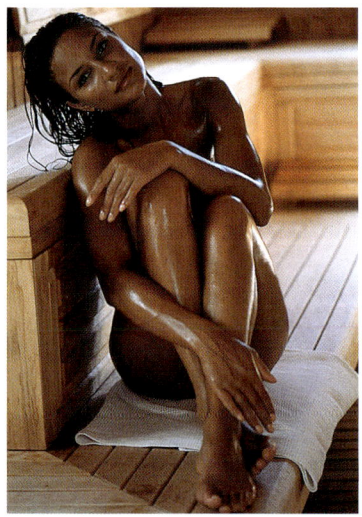

Beim Sitzen ziehen Sie die Beine an, so schonen Sie Ihren Kreislauf.

Ein Saunahandtuch für alle Fälle

Das Saunahandtuch ist nicht nur zum Sitzen da, es bietet auch Schutz und Intimität.

▶ Breiten Sie Ihr Saunatuch komplett unter sich aus. So fängt es Ihren tropfenden Körperschweiß ab und die Holzbänke bleiben auch für Ihren Nachfolger trocken.

▶ Das Badetuch ist Ihr persönliches Territorium und schützt Sie gleichzeitig vor Verunreinigungen.

▶ Es dient nicht nur der Körperhygiene, sondern mildert auch die Hitze der heißen Saunabank, während Sie darauf sitzen oder liegen.

▶ Es ist nützlich, wenn der Schweiß in den Augen brennt.

▶ Schließlich können Sie das Badetuch durch den Raum schwenken, um damit nach einem Aufguss die heiße Luft »anzufachen«.

▶ Aufdringliche Blicke? Beim Verlassen des Schwitzraumes können Sie das Badetuch als Schutz um Ihren Körper wickeln.

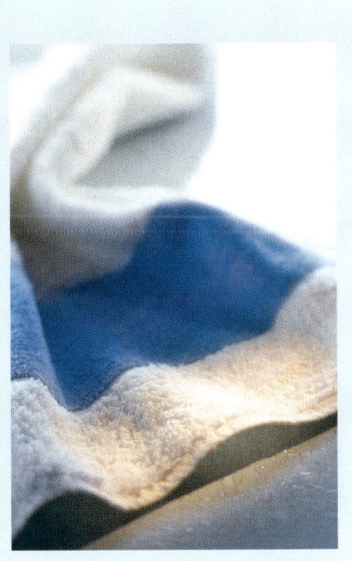

Nichts als heiße Luft

Bei einer idealen Temperatur von 90 bis 95 °C wird der Sauerstoff in der Schwitzkabine aufgrund der Hitzeausdehnung ganz schön knapp. Messungen haben ergeben, dass der Sauerstoffgehalt in der Atemluft so dünn ist wie in 2000 m Höhe! Aus diesem Grund ist es für Ihr körperliches Wohlbefinden günstig, sich beim Saunabaden möglichst ruhig zu verhalten. Anstrengende Betätigungen wie Gymnastik, Trockenbürsten oder »heiße« Diskussionen mit anderen Saunagästen sollten Sie lieber auf einen späteren Zeitpunkt verschieben.

Anstrengungen aller Art sind tabu

Liebe in der Sauna

Sollten Sie die Schwitzminuten für ein heißes Liebesspiel nutzen wollen, so tun Sie das besser nicht. Nach Ansicht der Ärzte ist es vor allem der Mann, der sich einer immensen körperlichen Anstrengung und damit der Gefahr eines Kreislaufversagens bis hin zum Herzinfarkt aussetzt – also Vorsicht!

Ein Küsschen ist erlaubt

Kurz, aber intensiv!

Verweilen Sie relativ kurz, also etwa 12 bis maximal 15 Minuten in der Sauna. Wenn Sie sich dabei gleich auf die oberste Sitzbank

Die goldene Regel des Saunabadens

legen, setzen Sie sich in relativ kurzer Zeit einer intensiven Wärmeeinstrahlung aus. Der Vorteil: Es kann sich kein Wärmestau bilden und die Kreislaufbelastung für Ihren Körper bleibt gering.

Hilfe, ich kann nicht schwitzen!

Männer schwitzen besser als Frauen, das haben wissenschaftliche Studien eindeutig belegt. Dennoch ist dies für Frauen kein Grund zu verzweifeln. Die winzigen Schweißperlen sind oft nicht auf Anhieb zu sehen, weil sie sofort an der Hautoberfläche verdunsten. Trotzdem schwitzen Sie!

Frauen schwitzen sanfter

Die Waage lügt nicht!

Wiegen Sie sich vor und nach der Schwitzphase. Die Differenz zeigt Ihnen die Menge der Flüssigkeit an, die Sie in der Sauna verloren haben. Bei drei Saunagängen kommen zwischen einem und anderthalb Kilogramm zusammen. Leider verlieren Sie das Gewicht nicht dauerhaft. Schon bald haben Sie es dank Flüssigkeitsaufnahme wieder zugelegt.

Kleine Tricks

Wenn es mit dem Schwitzen wirklich nicht klappt: Nehmen Sie vor dem Gang in die Saunakabine ein warmes Fußbad oder bürsten Sie Ihre Haut mit einem Trockenschwamm. Danach können Sie so richtig schön schwitzen. Weitere hilfreiche Anleitungen und Rezepte finden Sie im Kapitel: »Ihr Sauna-Wellnesstag« (siehe Seite 84 ff.).

Fußbäder und Trockenbürsten fördern das Schwitzen

Der Aufguss

Gegen Ende der Schwitzphase sollten Sie unbedingt einen Aufguss durchführen. Er ist der Höhepunkt der Schwitzlust! Sobald Sie das Wasser aus der Schöpfkelle auf die heißen Ofensteine gießen, entwickelt sich unter starkem Zischen eine Wasserdampfwolke, die wie ein »Gluthauch«, finnisch »Löyly«, wirkt.

Zusätzlicher Wärmereiz durch den Aufguss

TIPP!

So schwitzen Sie optimal

Hier einige Varianten, wie Sie auf jeden Fall zum Schwitzen kommen:

▶ **Obere Bank:** 8 bis 12 Minuten liegend, abschließend noch für zwei bis drei Minuten auf die mittlere Bank in normaler Sitzhaltung!

▶ **Mittlere Bank:** 10 bis 13 Minuten, abschließend für weitere zwei Minuten auf die untere Bank wechseln.

▶ **Untere Bank:** Für empfindliche Kinder geeignet. Ansonsten kommt hier kein Überwärmungseffekt zustande.

So machen Sie den Aufguss

Zunächst fragen Sie die anderen
Saunagäste, ob alle mit einem
Aufguss einverstanden sind.
Wenn ja, dann füllen Sie Wasser
aus dem Eimer in den hölzernen
Schöpflöffel und gießen es über
die heißen Ofensteine. Das machen Sie insgesamt zwei- oder
dreimal, nicht öfter.

Richtig Dampf machen

Um einen optimalen Hitzereiz
für sich und alle Beteiligten zu erzeugen, schwenken Sie Ihr Saunatuch ein paar Mal kräftig durch
die Luft. In manchen Saunaanlagen ist es üblich, dass nicht der
Saunagast, sondern der Sauna-
meister höchstpersönlich jeweils
zur vollen Stunde die Aufguss-
Zeremonie durchführt.

*Vorsicht:
keine über-
triebene
Muskel-
arbeit!*

Heißer Dampf auf nackter Haut

Sie können den Wasserdampf
nicht sehen, Sie spüren ihn nur:
Das leichte Brennen auf der Haut
regt die Durchblutung und das
Schwitzen an. In der Regel sollten
nie mehr als drei Schöpflöffel
Wasser auf die Steine gegossen
werden, weil sonst die Saunaluft
mit kochend heißem Dampf
übersättigt wird. Wenn das der
Fall ist, werden manche Sauna-

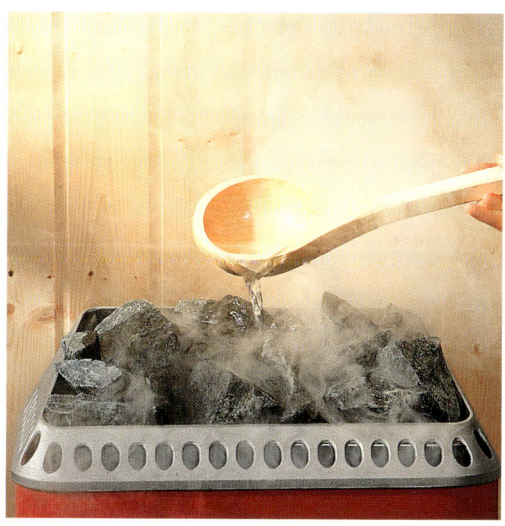

gäste das Weite suchen oder von
der oberen auf eine untere Bank
wechseln. Soweit sollte es aber
nicht kommen.

*Nach dem
Aufguss ist
die Luft-
feuchtigkeit
vorüberge-
hend erhöht.*

Das Quästen

Einen ganz ähnlichen Effekt wie
der Aufguss hat das Quästen. Es
ist vor allem in Finnland weit
verbreitet. Dabei schlagen sich
die Saunagäste während des
Schwitzens mit dünnen Birken-
zweigen, die zu einem »Quast«
zusammengebunden sind, auf
den Rücken. Das Reisig soll die
dünne, isolierende Luftschicht
über der Haut zerstören. Auf diese Weise wird zusätzliche Hitze
herangeführt, was wiederum die
Durchblutung und den Stoffwechsel in der Haut anregt.

Nichts für sensible Gemüter

Das Quästen hat sich nicht durchgesetzt. Das hat vor allem hygienische Gründe. Beim Quästen wirbelt fremder und eigener Körperschweiß auf, der dann zusammen mit den Restbeständen von Blättern sowie dünnen Ästen durch den Raum fliegt. Bei der extremen Hitze in der Sauna ergibt das eine ziemlich unangenehme Mischung.

Ätherische Öle – heilende Düfte

Ein paar Tropfen eines ätherisches Öls in die Schöpfkelle, und schon wird der Aufguss zum Dufterlebnis. Einen therapeutischen Effekt dürfen Sie sich davon allerdings nicht erwarten. Dazu ist der Duft zu schnell wieder verflogen. Aber er steigert Ihr Wohlbefinden. Denken Sie beispielsweise an den betörenden Duft blühender Rosen! Er kann Sie in eine belebende und sinnliche Stimmung versetzen.

Ätherische Öle erhöhen den Saunagenuss

Weniger ist mehr!

Die Anzahl der Tropfen, die Sie in den Aufguss geben, ist abhängig von der Konzentration und der Intensität des ausgewählten Öls. Je nach der Erfahrung, die Sie bisher mit dem betreffenden Öl

gemacht haben, werden Sie mehr oder weniger davon verwenden. Üblich sind bis zu vier Tropfen pro Schöpfkelle Wasser. Zu viel ätherisches Öl im Aufguss könnte die Augen reizen.

Ätherische Öle richtig verwenden!

▶ Bitte keine Explosion! Um zu vermeiden, dass sich vor Ihren Augen ein Brand mit ungeahntem Ausmaß entwickelt, geben Sie nie die reinen Tropfen auf die heißen Steine. Das trifft auch auf Ölmischungen aus großen Plastikflaschen zu. Schon mancher Saunagast ist plötzlich vor einer Stichflamme gestanden und hat vor Schreck den Rest der Flasche hinterhergeschüttet.

▶ Öle nur als Einzelmittel? Wenn Sie möchten, kreieren Sie Ihre persönliche Note und stellen sich Ihre eigene Mischung zusammen (siehe Seite 92 f.).

Lavendel wirkt beruhigend und entspannend.

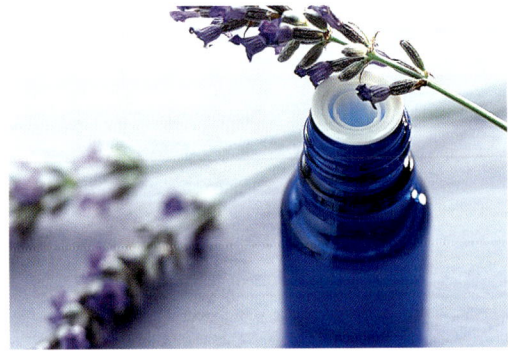

SO WIRKEN ÄTHERISCHE ÖLE

Beruhigend, aufhellend ...	Neroli
Balsam für die Seele ...	Basilikum
Herb und erfrischend ...	Petit grain
Weckt die Lebensgeister ...	Rosmarin
Zarte Empfindsamkeit ...	Mimose
Inspirierende Entspannung ...	Muskatellersalbei
Die große Heilerin ...	Rose, Mairose
Harmonisierende Wärme ...	Sandelholz
Sanfte Medizin ...	Tea-Tree (Teebaumöl)
Sauberkeit und Frische ...	Zitrone
Betörend erotisierend ...	Jasmin
Hilfe in jeder Lebenslage ...	Lavendel
Lichtblick für die Seele ...	Bergamotte
Erkältungslindernd ...	Cajeput
Frei und tief durchatmen ...	Douglasie (Douglasfichte)
Loslassen und entspannen ...	Litsea

Genug geschwitzt!

Nachdem Sie eine der Sanduhren umgedreht haben, beginnt Ihre Schwitzzeit. So haben Sie eine optimale Kontrolle darüber, wann es Zeit ist, die Kabine zu verlassen. Sollten Sie Ihre körperlichen Reaktionen gut kennen, können Sie auf die Sanduhr verzichten. Eine leichte Benommenheit bei zunehmend aufsteigender Hitze wird Ihnen signalisieren, dass Ihnen das Wüstenklima langsam unerträglich wird.

Sanduhr umdrehen nicht vergessen

Bevor Sie gehen

Um Ihren Kreislauf wieder an die aufrechte Körperhaltung zu gewöhnen, setzen Sie sich für einige Minuten auf die mittlere oder untere Bank und nehmen eine normale Sitzhaltung ein. Den Blutfluss in den Beinen regen Sie an, indem Sie mit den Füßen abwechselnd auf und ab wippen. Nachdem Sie die Sauna verlassen haben, schließen Sie die Tür fest hinter sich zu. Die anderen Gäste werden es Ihnen danken!

Notfall in der Sauna – keine Panik!

Glücklicherweise tritt ein Notfall höchst selten ein. Bei hochrotem Kopf, Schwindelgefühlen, Übelkeit oder tanzenden Ringen vor den Augen verlassen Sie bitte umgehend die Saunakabine! Rennen Sie aber nicht fluchtartig hinaus, sondern gehen Sie langsam, um Ihren Kreislauf nicht zusätzlich zu belasten.

▶ Wichtig: Bei hochrotem Kopf nie flach hinlegen, sondern immer den Oberkörper hochlagern.

▶ Sorgen Sie sofort nach dem Verlassen der Saunakabine für genügend Frischluft und lassen Sie sich kühle Umschläge machen oder Eiswürfel zur Auflage auf die Stirn bringen.

▶ Beine und Arme mit kühlem Wasser abduschen.

▶ Bei längerem Liegen Auskühlung vermeiden.

WICHTIG
Arzt verständigen

Verlassen Sie sich nicht auf die beschwichtigenden Aussagen des Saunapersonals. Es sollte besser sofort ein Arzt benachrichtigt werden. Niemand weiß, was sich hinter einem Zusammenbruch verbirgt. Die Ursache liegt in den wenigsten Fällen im Saunabaden selbst, sondern deutet auf eine beginnende oder bereits bestehende Erkrankung hin.

Abkühlen und tief durchatmen

Ein Saunagang ohne anschließende Abkühlung? Undenkbar! Erst die Wechselreize von heiß auf kalt bringen den Saunaeffekt hervor. Zudem müssen die Körpertemperaturen wieder auf Normalwerte zurückgeführt werden. Das bedeutet in erster Linie, dass die Wärme aus dem Körperkern über den Blutstrom nach außen abgeleitet wird. Dafür sorgen vor allem die Kaltwasseranwendungen (siehe Seite 45 ff.). Das Wichtigste daran ist: Sie fühlen sich hinterher herrlich erfrischt!

Fit und erfrischt nach dem Abkühlen im kalten Wasser

Cool off – Frischluft

Nach dem Schwitzen wälzen sich die dampfenden Finnen im eisigen Schnee! Das ist nicht nur eine amüsante Vorstellung, sondern Tatsache. Sollten Sie sich gerade nicht in Finnland bei besten Schneeverhältnissen aufhalten, holen Sie sich die nötige Portion Frischluft im Saunagarten oder in einem speziell dafür vorgesehenen Frischluftraum. Ungünstig ist es dagegen, wenn Sie sich bei direkter Sonneneinstrahlung und sommerlichen Temperaturen im Freien befinden. Das verhindert den Abkühlvorgang und führt zu einem Wärmestau.

Ausreichend Frischluft tanken

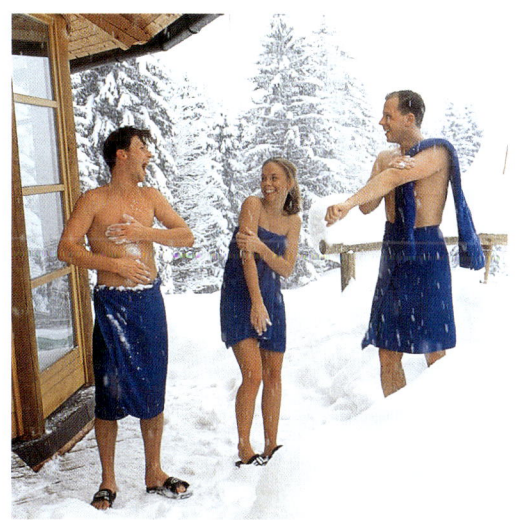

Auf und ab gehen

Wichtig: Gehen Sie zügig hin und
her! Lassen Sie kühle Luft oder
frischen Wind an Ihren Körper,
damit er die Wärme »mit-
nimmt«. Atmen Sie tief durch –
bis in die Lungenspitzen. Das
reicht aus, um die Schleimhäute
der Atemwegsorgane abzukühlen
und das Sauerstoffdefizit aufzufüllen. Doch Vorsicht! Bleiben Sie
nicht zu lange im Freien. Sie sollen nur abkühlen, nicht frieren.

Warmduscher, nein danke!

Durch den Aufenthalt an der frischen Luft haben Sie nur Ihre
Körperoberfläche und die Atemwege abgekühlt. Ihr Körperkern
ist noch immer erhitzt. Aus diesem Grunde beginnt jetzt erst die
eigentliche Abkühlphase, die im
Nassraum stattfindet. Würden
Sie statt sich kalt abzubrausen
unter die warme Dusche gehen,
könnte die Überwärmung aus
dem Körperkern nicht abgeleitet
werden, und Sie müssten mit
Kreislaufproblemen rechnen.
Außerdem würden Ihnen alle
wichtigen Pluspunkte eines erfrischenden und kräftigenden
Saunabades verloren gehen.

Jetzt keine
ausgiebige
warme
Dusche

Kaltwasseranwendungen

Sobald Sie in den Nassraum
kommen, stehen Ihnen meist
mehrere Möglichkeiten zur Verfügung, um sich abzukühlen. Bevorzugen Sie den sanften Guss
aus dem Schlauch, das eiskalte
Ganzkörpertauchbad oder einen
tropischen Regen?

Abkühlung
total oder
lieber etwas
sanfter?

Der Kaltwasserschlauch

Der Schlauch sieht nicht anders
aus als ein gewöhnlicher Garten-
schlauch, allerdings ohne Düse
oder Duschkopf. Sein weicher
Strahl ist schonend und besonders wirkungsvoll, weil er den
Kreislauf sanft auf Touren bringt.
Zudem führen Sie den Strahl
selbst über die entsprechenden
Hautareale und können die Ein-
wirkungsdauer individuell bestimmen (siehe Seite 48 f.).

Schwallbrause

Wenn Sie den massiven Kaltreiz bevorzugen, gehen Sie am besten unter die Schwallbrause. Von oben prasselt ein breit gefächerter Wasserstrahl auf Sie herab. Beginnen Sie zunächst bei den Beinen, halten Sie dann die Arme unter den Strahl und zum Schluss stellen Sie sich ganz darunter. Aufenthaltsdauer: Nicht zu lang, einige Sekunden sind in der Regel genug.

Kübeldusche

Ähnlich in der Wirkung wie der Schwall ist die Kübeldusche, allerdings sanfter. Der Holzkübel ist über dem Kopf an der Wand der Duschkabine angebracht. In-

TIPP!

Vorsicht Eiseskälte!

Auf die richtige Dosis kommt es an: Probieren Sie aus, welche Abkühlmaßnahme Ihnen sympathisch ist. Wenn Sie etwas »dünnhäutig« sind, überwiegend am Bürotisch sitzen und Ihr Körper mit kalten Wasseranwendungen noch nicht so vertraut ist, sollten Sie den Schwall nicht gleich mit voller Wucht minutenlang auf Rücken oder Kopf prasseln lassen. So vermeiden Sie, dass sich die Blutgefäße unter Einfluss der Kälte schlagartig zusammenziehen, was zu einem Gefäß- und Muskelkrampf führen könnte. Mögliche Folgen spüren Sie meist erst am nächsten Tag: Die verkrampfte Muskulatur wird steinhart und drückt wie eine Faust auf einen Nerv. Das kann schmerzhaft werden. Besonders gefährdet ist die Muskulatur im Bereich von Kreuzbein und Schultergürtel.

dem Sie ein Zugseil betätigen, bringen Sie den Eimer in Kippstellung, so dass sich der Inhalt über Kopf und Körper ergießt.

Eckbrausen

Wie wär's mit einer Spritztour von zwei Seiten? Dann stellen Sie sich am besten zwischen die Eckbrause. Mehrere Duschen, die seitlich in Körperhöhe angebracht sind, richten ihren Wasserstrahl auf Sie: Ein wonnig kalter Duschtrip.

Kalte Güsse von zwei Seiten

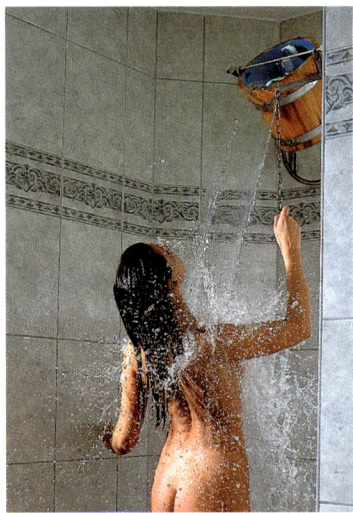

Ideal für Saunaneulinge ist der kühle Schwall aus dem Kübel.

Eisregen – tropischer Regen

Prickelnd kalter Eisregen oder warmer Tropenregen: Einige Luxusbäder bieten verschiedene Varianten an. Das hat zwar alles seinen exotischen Reiz, besitzt aber weniger den erwünschten Kältekick wie der Schwall oder das Tauchbecken.

Ab in die Tiefe – das Tauchbecken

Ideal für Abgehärtete: das Tauchbecken

Eine echte Herausforderung stellt das Tauchbecken dar. Es ist, was den Kältereiz betrifft mit einem Sprung in einen Eisbach vergleichbar. Der Einstieg ist einfach: Über wenige Stufen steigen Sie von oben her in das bis zu 80 Zentimeter tiefe Becken hinein. Da Wasser die Wärme 20-mal stärker ableitet als Luft, werden Sie auf diese Weise optimal abgekühlt. Es reicht, wenn Sie nur ein- oder zweimal abtauchen.

WICHTIG
Vorsicht bei Bluthochdruck!

Da der Reiz des kalten Wassers zusammen mit dem Wasserdruck für Ihren Organismus einen gewissen Schock darstellt, wird der Blutdruck schlagartig in die Höhe getrieben. Wenn Sie ohnehin an Bluthochdruck leiden, sollten Sie das Tauchbecken lieber meiden und schonendere Abkühlmaßnahmen wählen.

Vorweg duschen

Zuvor kurz unter die Dusche

Nicht vergessen: Vor dem Einstieg ins Tauchbecken unbedingt den Hitzeschweiß warm abduschen, aber nur kurz! Das hat nur hygienische Gründe.

Marmorierte Haut

Die Blutgefäße in der Haut reagieren nicht alle einheitlich. Wenn Sie nach dem Abkühlen feststellen, dass sich vor allem auf den Oberschenkeln rötlich-blaue Hautzeichnungen zeigen, brauchen Sie sich deshalb keine Sorgen zu machen. Einige Gefäße sind noch eng gestellt, so dass sich dort das Blut staut, während andere bereits weit gestellt sind. Die Haut sieht dann aus, als sei sie marmoriert.

Kleines Fußbad, große Wirkung

Das abschließende Fußbad gehört zu einem Saunagang wie das Dessert zu einem guten Essen. Dazu stellen Sie Ihre Füße knöcheltief in einen hölzernen Bottich oder in ein gekacheltes Becken. Es reicht, wenn Sie bis zu den Fußknöcheln eintauchen. Es soll schließlich nur ein partieller Wärmereiz sein, der sich von den Füßen über den ganzen Körper

Das aufsteigende Fußbad darf nicht fehlen

auswirkt. Sie erreichen damit, dass die verengten Gefäße wieder weit gestellt werden. Die überschüssige Restwärme wird aus dem Körperkern nach außen abgeleitet. Die Dauer des Fußbades beträgt etwa fünf bis zehn Minuten. Die Temperatur sollte langsam bis auf 40 °C ansteigen.

Warme Fußbäder und kalter Schwall im Wechsel

Ein Fußbad wirkt ungemein beruhigend. Deshalb ist es nahe liegend, anschließend den Ruheraum aufzusuchen. Wenn Sie allerdings ein Gefäß- und Kreislauftraining machen wollen, ist es ratsam, die Abfolge von warmem Fußbad und kaltem Schwall noch einige Male zu wiederholen.

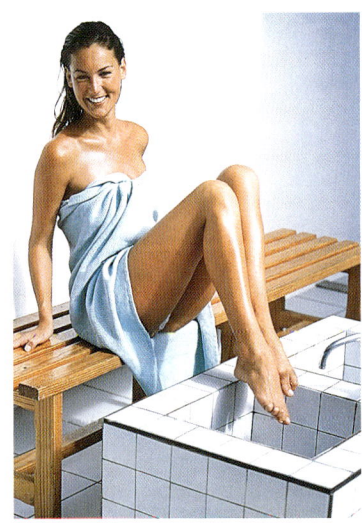

Mit warmen Füßen schwitzen Sie leichter.

Heilsame Güsse

Ob heiß oder kalt, Güsse aus dem Schlauch sind seit Pfarrer Kneipp ein Klassiker in der Naturheilkunde. Nach dem heißen Schwitzbad bietet sich der kalte Guss geradezu an: Je größer die Temperaturdifferenz zwischen der aufgeheizten Hautoberfläche und dem Kaltwasserstrahl, desto ausgeprägter ist der Reiz und desto größer ist auch seine Wirkung. Das Gewebe antwortet auf den Reiz mit verstärkter Durchblutung und Erwärmung. Der Körper wird angeregt, sowohl auf akute als auch auf chronische Missstände zu reagieren.

In den Fußstapfen von Pfarrer Kneipp

Was die Güsse bewirken

Kalte Güsse eignen sich bei Prellungen, Zerrungen und Verstauchungen, aber auch nach Insektenstichen. Sie wirken abschwellend und schmerzlindernd. Vor allem an den Beinen sind sie sehr wirksam: Güsse aus dem Schlauch machen Ihre Beine nicht nur schön, sondern dienen auch dem Gefäßtraining. Sie regen den gesamten Körperkreislauf an und unterstützen somit indirekt die Funktion sämtlicher Organe. Nicht zuletzt beugen Sie mit regelmäßigen Oberschenkelgüssen der Bildung von Cellulite vor (siehe Seite 50).

Kalte Güsse für schöne Beine

Immer von rechts nach links

auf der linken. Starten Sie am rechten Fuß und am rechten Bein. Wechseln Sie anschließend zum linken Bein und gehen Sie dann zu den Armen über. Beginnen Sie auch hier rechts: erst die Hand und dann der Arm. Genauso verfahren Sie mit der linken Hand und dem linken Arm.

TIPP!
Erste Hilfe bei Verspannungen

Sollten Sie an schmerzhaften Verspannungen im Schulterbereich leiden, beispielsweise nach einseitiger Überbeanspruchung am Computer, halten Sie den Wasserschlauch etwa 20 Sekunden lang an das betroffene Schultergelenk.

Der anhaltende Guss

30 Sekunden sind ausreichend

Beim anhaltenden Guss führen Sie den Schlauch direkt an die zu behandelnde Hautzone heran. Lassen Sie das Wasser breitflächig wie ein Film über die betreffende Stelle fließen. Dauer: bis zu 30 Sekunden, je nach Wirkungsgrad. Sobald Sie die Kälte als schmerzhaft empfinden, hören Sie auf. Anschließend trocknen Sie sich gründlich ab.

Der wandernde Guss

Während Sie den Strahl beim anhaltenden Guss stets auf dieselbe Hautzone richten, führen Sie ihn beim wandernden Guss langsam an Armen oder Beinen entlang – immer in Richtung Herz! Halten Sie auch hier den Schlauch stets im spitzen Winkel zur Hautoberfläche. Wichtig: Kalte Güsse beginnen grundsätzlich auf der rechten Körperseite und enden

Der Knieguss

Führen Sie den Wasserstrahl an der Außenseite Ihres rechten Beines vom Fuß aufwärts bis kurz über das Knie. Daraufhin gehen Sie auf der Innenseite wieder abwärts. Anschließend wechseln Sie über zum linken Bein.

So wirkt der Knieguss

Der Knieguss hat eine blutdrucksenkende und beruhigende Wirkung. Er trainiert die Gefäße der Venen und dient zur Vorbeugung von Krampfadern. Zudem stärkt er die Funktionen der Organe im kleinen Becken wie Blase und Geschlechtsorgane. Kaum zu glauben: Er hilft auch bei Erkältungen und macht die Nase frei.

Ideal bei Venenschwäche

Der Schenkelguss

Setzen Sie den Schlauch an der Außenseite des rechten Fußes an und wandern Sie am Bein aufwärts bis zum Gesäßmuskel.

Lassen Sie das Wasser einige Sekunden über Ihr Gesäß fließen. Führen Sie nun den Strahl über die Innenseite Ihres Beines zum Fuß zurück.

So wirkt der Schenkelguss

Er eignet sich bei Venenleiden, der Neigung zu Krampfadern und bei Durchblutungsstörungen der Beine. Er beugt der Bildung von Cellulite vor und hilft bei nervöser Übererregbarkeit sowie bei Schlafstörungen, Erschöpfung und depressiven Verstimmungen.

Der Armguss

Armgüsse werden im Prinzip genauso durchgeführt wie die Kniegüsse. Beginnen Sie an der

WICHTIG

Knie- und Schenkelgüsse dürfen Sie nicht anwenden:
- ▶ während der Regel
- ▶ bei Erkrankungen des Ischiasnervs
- ▶ bei akuten Blasenleiden

Außenseite des rechten Armes und gehen Sie dann zur Innenseite über. Mit dem linken Arm verfahren Sie entsprechend.

So wirkt der Armguss

Er ist belebend und regt den Kreislauf an. Das Blut wird aus dem heißen Kopf abgezogen und in die Arme gelenkt. Während die Güsse am rechten Arm anregend auf die Funktion von Leber und Galle wirken, verstärken sie am linken Arm die Herzkraft.

Erfrischt an heißen Sommertagen

Der Schulter-Armguss

Wenn Sie möchten, können Sie den Armguss zu einem Schulter-Armguss erweitern. Dazu beginnen Sie an der Außenseite Ihres rechten Handrückens und wandern langsam außen am Arm aufwärts, bis Sie kurz oberhalb des Schultergelenks angelangt sind. Verweilen Sie dort einige Sekunden lang. Danach führen Sie den Schlauch an der Innenseite Ihres Armes wieder abwärts bis hinunter zum kleinen Finger.

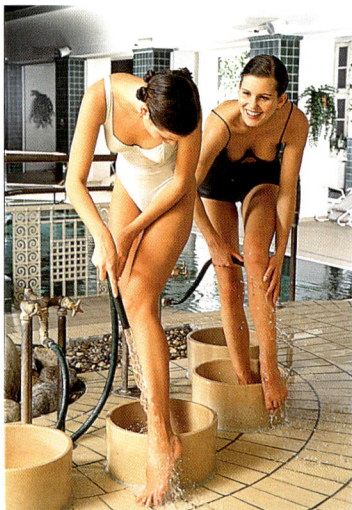

Schenkelgüsse heben die Stimmung und beruhigen die Nerven.

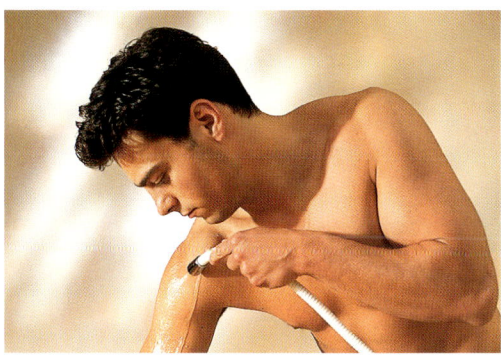

Verwöhnmassage gefällig?

Die Ruhepause einmal ganz anders nutzen: Wie wär's mit einer hübschen Lomi-Lomi-Nui-Massage nach hawaiianischer Tradition? Ihre erwärmte Muskulatur ist noch weich und geschmeidig. Deshalb lässt sie sich jetzt besonders gut massieren. Die Durchblutung wird gefördert und die Stoffwechselschlacken fließen ab.

Lomi Lomi Nui

Wohltuend bei Verspannungen durch einseitige Beanspruchung.

So wirkt der Schulter-Armguss

Der Schulter-Armguss wirkt ähnlich wie der Armguss, allerdings intensiver. Zudem hilft er bei schmerzhaften Verspannungen im Bereich des Schultergürtels. Wichtig: Verzichten Sie auf Schulter-Armgüsse, wenn Sie an organischen Beschwerden im Oberkörperbereich leiden sowie bei sämtlichen Erkrankungen am Herzen oder an der Lunge.

Vorsicht Solarium!

Sauna und Solarium – ein perfekter Mini-Urlaubstag! Doch Vorsicht: Ihre Haut wird es Ihnen nicht danken! Durch das Saunabad ist die Haut empfindlich geworden und hat gegenüber UV-Strahlen an natürlichen Schutzfunktionen verloren. Wissenschaftliche Studien belegen, dass langwellige UVA- und kurzwellige UVB-Strahlen jetzt ungehindert Zutritt bis in tiefer gelegene Hautstrukturen haben. Frühzeitige Faltenbildung und ein erhöhtes Hautkrebsrisiko könnten die Folge sein. Günstiger ist es, wenn Sie nach dem Saunabesuch einige Tage warten, bevor Sie ins Solarium gehen. In dieser Zeit bildet sich eine dünne Hornschicht an der Hautoberfläche, Lichtschwiele genannt. Diese wirkt als natürlicher Lichtschutz.

Sauna und Solarium – keine gute Idee

Körper und Seele verwöhnen

Jetzt ist Erholung angesagt

Gönnen Sie sich nach so vielen Reizen eine kleine Verschnaufpause. Sie sollten sich dafür 10 bis 30 Minuten Zeit nehmen. Warm in Ihren Bademantel eingewickelt, schließen Sie für einige Minuten die Augen und lassen es sich gut gehen.

Ein kühler Drink zum Abschluss

Auf Kohlensäure verzichten Nach dem Saunagang dürfen Sie zu köstlichen Säften greifen, um Ihre Flüssigkeitsdepots wieder aufzufüllen. Frucht- und Gemüsesäfte enthalten wertvolle Vitamine und Mineralien.

Verdünnt ist bekömmlicher

Trinken Sie die Säfte am besten mit stillem Wasser verdünnt! Sie essen ja schließlich auch keine fünf oder sechs Orangen hintereinander! Stille Mineralwasser sind ebenfalls als Durstlöscher zu empfehlen.

ZUR ERINNERUNG: WAS SIE NICHT TUN SOLLTEN

VOR DEM SCHWITZEN

➤ abgehetzt, hungrig, übersättigt, alkoholisiert, krank oder völlig erschöpft in die Sauna gehen

➤ nach der Reinigungsdusche nass die Saunakabine betreten

➤ ausgekühlt oder mit kalten Füßen in den Schwitzkasten gehen (warmes Fußbad nehmen!)

IN DER SCHWITZKABINE

➤ Badebekleidung tragen

➤ laute Unterhaltungen führen, Sport treiben, Zeitung lesen

➤ nur auf der unteren Bank sitzen und kaum schwitzen

➤ ohne Saunahandtuch auf der Bank sitzen oder liegen

➤ sich länger als 15 Minuten in der Saunakabine aufhalten

➤ mehr als drei Saunagänge an einem Tag durchführen

➤ während des Schwitzens schlafen

➤ den Aufguss gleich zu Anfang durchführen

NACH DEM SCHWITZEN

➤ vor der Abkühlphase ausgiebig warm duschen

➤ auf die Frischluftphase verzichten

➤ sofort in den Swimmingpool oder Whirlpool springen

➤ Kaltwasseranwendungen mit hartem Massagestrahl durchführen

➤ ins Tauchbecken steigen ohne sich vorher kurz abzuduschen

➤ Sport, Fitnesstraining oder Atemübungen betreiben

➤ auf ein warmes Fußbad verzichten

➤ keine Pause zwischen den Schwitzgängen einlegen

➤ im warmen Bademantel nachschwitzen

➤ nach der Abkühlphase unbekleidet oder aufgedeckt ausruhen

Sauna & Sport – das perfekte Doppel

Weltneuheit

Zur Olympiade 1924 in Paris wurde auf Wunsch finnischer Athleten ein Saunablockhaus errichtet. Das war zur damaligen Zeit eine Sensation. Was hat die Sauna mit olympischen Höchstleistungen zu tun? Sehr viel, wie die Welt bald erfahren sollte. Bei Temperaturen von 35 °C im Schatten erlief der finnische Läufer Paavo Nurmi olympisches Gold: zunächst im 5000-Meter-Lauf und zwei Stunden später im 1000-Meter-Lauf. Ein amerikanischer Reporter verbreitete daraufhin die Nachricht, dass der Athlet zuvor tagelang in der Sauna trainiert hätte, anders sei die Leistung nicht zu erklären. Seit dieser Zeit sind Sauna, Sport und Olympiade nicht mehr voneinander zu trennen. Selbst aus Hightech-Sportcamps ist die Sauna nicht mehr wegzudenken.

Keine Olympiade ohne Sauna

Fit for power

Wissenschaftler und Sportärzte sind sich einig: Saunabaden trägt indirekt zur Leistungssteigerung bei. Dabei geht es nicht um Muskelaufbautraining, sondern um die Regenerationsfähigkeit. Und die ist in der Sauna sehr hoch! Als Leistungssportler werden Sie feststellen, dass die Chance auf sportlichen Erfolg mit regelmäßigem Saunabaden steigt! Das gilt auch für Hobbysportler: Wer fit bleiben will, geht in die Sauna!

Ausdauer

Die Sauna erhöht Ihre Leistungsfähigkeit. Sie wird unter anderem danach bemessen, wie es um Ihre Ausdauer bestellt ist. Bei wechselnden klimatisch-geografischen Verhältnissen büßt jeder Mensch an Leistungsfähigkeit ein. Vor al-

Ausdauersportler wie Inline-Skater oder Läufer schätzen die Sauna.

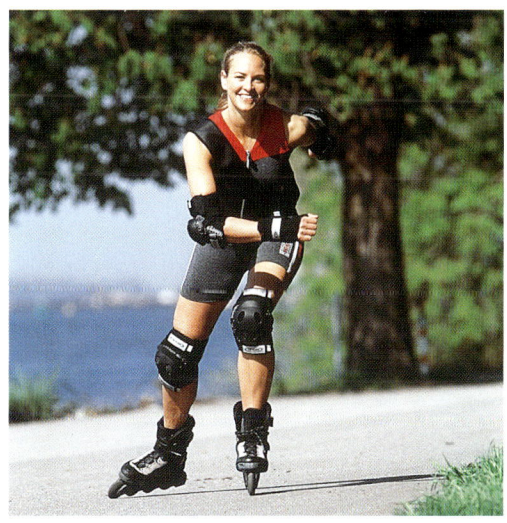

Reine Energie mit Sauerstoff

Unser Körper besteht aus 70 Billionen Zellen. Jede einzelne davon will mit Sauerstoff versorgt sein. Hierzu gehören auch die Muskelzellen. Die Sportmedizin bezeichnet den Vorgang der Energiegewinnung mit Hilfe von Sauerstoff als aerobe Atmung.

Bei höchster Anspannung oder extremen Dauerbelastungen werden die Muskeln schnell überfordert und der Sauerstoff wird knapp. Die Folge: Es herrscht Sauerstoffnot. Um auch weiterhin Leistung zu erbringen, beziehen die Muskeln ihre Energie aus Kohlenhydraten. Diese Form der Energiegewinnung bezeichnet man als anaerobe Atmung. Im Gegensatz zur aeroben Atmung entstehen hierbei Abbauprodukte: Milchsäuren, die in der Muskulatur einen schmerzhaften Muskelkater auslösen können. Zudem werden die Faserstrukturen im Muskel angegriffen – sie bekommen winzige Risse. Klar, dass dies die Leistungsfähigkeit bremst.

lem beim Sport macht sich das bemerkbar, beispielsweise in extremen Höhen, in Gebieten mit hoher Luftfeuchtigkeit oder bei Extremtemperaturen.

Saunabaden macht leistungsfähiger In der Sauna wird in erster Linie die Atemkapazität verbessert, was der Ausdauer und damit der Leistungsfähigkeit zugute kommt.

Erhöhte Atemkapazität

Wenn Sie zehn Sekunden lang so schnell, so tief und so stark wie möglich atmen, ergibt sich daraus der Wert für Ihre Atemkapazität. Ist diese gut ausgebildet, können Ihre Lungen genügend Sauerstoff tanken, um die Muskeln ausreichend zu versorgen. Wenn Sie regelmäßig in die Sauna gehen, steigern Sie Ihre Atemkapazität – Ihre Atemmuskulatur ist entspannt und die Bronchialwege sind um 15 Prozent erwei-

tert. Das ist eine optimale Voraussetzung für Ausdauersportarten wie Radfahren, Schwimmen oder Laufen. Ganz nebenbei steigt auch die Fettverbrennung.

Muskelkater ade

Bei einem anstrengenden Ausdauertraining oder einer plötzlichen körperlichen Belastung müssen alle Energiereserven mobilisiert werden. Das kann Ihre Muskulatur in Sauerstoffnot versetzen! Ermüdung, unangenehme Muskelkrämpfe oder Muskelschmerzen sind die Folge.

Sauna macht müde Muskeln munter

Beim Schwitzen in der Sauna werden die Milchsäuren abgebaut und über die Nieren ausgeschieden. Das Gute daran: Werden

Bci Muskelkater in die Sauna

Schlacken fortgeschwemmt, sind die Wege zur Sauerstoffversorgung wieder frei. Und in der Ruhepause nach dem Saunagang können die feinen Haarrisse in den Muskelschläuchen ausheilen.

Sport und Allergien

In Deutschland sind fast 20 Prozent der Bevölkerung von Gräser- und Pollenallergien betroffen. Über die Jahre hinweg kann es bei Pollenallergikern zu einem »Etagenwechsel« kommen: Vom Nasen-Rachenraum wandern die Beschwerden hinunter in die Bronchien. Die Folge: Asthma! Die Patienten bekommen weniger Luft und das bedeutet zwangsläufig eine geringere Leistungsfähigkeit. Auch hier sorgt die Sauna für Abhilfe: Sie wirkt entspannend und erweiternd auf die Muskulatur der Atemwege – die Asthmaanfälle gehen zurück (siehe Seite 68 f.).

Asthmaanfälle werden weniger

Bei Sportverletzungen

Sportverletzungen heilen schneller

Vor allem für Sportler, deren Bänder, Sehnen und Gelenke infolge langer Trainingszeiten starken Belastungen ausgesetzt sind, ist der regelmäßige Saunabesuch eine Oase der Erholung. Besonders nach Zerrungen, Prellungen und Verstauchungen ist die Sauna ein Gesundbrunnen.

WICHTIG

Nicht in die Sauna!

Bei schwereren Sportverletzungen, die einen Bluterguss oder innere Verletzungen zur Folge haben, ist die Sauna verboten.

Trinken nicht vergessen!

Trinken Sie ausreichend, bevor Sie mit dem Sport beginnen! Die Konzentrationsfähigkeit nimmt spürbar ab, sobald der Flüssigkeitsverlust auch nur zwei Prozent beträgt! Die Folge: Ihre Leistungsfähigkeit sinkt, Sie werden unaufmerksam und unkonzentriert. Außerdem steigt die Verletzungsgefahr. Wenn Sie in diesem Zustand auch noch die Sauna aufsuchen, sind Sie anschließend völlig ausgedörrt. Ihr Körper braucht dann mindestens 24 Stunden, um den Flüssigkeitsverlust wieder entsprechend auszugleichen.

Zu wenig Flüssigkeit macht schlapp.

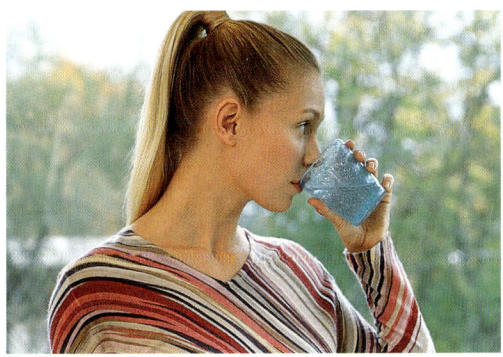

Sauna vor oder nach dem Sport?

Die Grundregel lautet: Erst der Sport, dann die Sauna! Wenn Sie in der Ruhephase nach dem Schwitzgang müde werden, verspüren Sie vermutlich kein Bedürfnis mehr nach sportlicher Betätigung. Zudem belasten die heiß-kalten Wechselreize Ihren Kreislauf. Sportliche Aktivitäten würden Ihrem Organismus jetzt nicht gut tun. Und noch ein Hinweis: Lassen Sie sich nach dem Training viel Zeit und warten Sie ab, bis sich Puls, Atemfrequenz und Kreislauf wieder normalisiert haben. Erst dann sollten Sie in die Sauna gehen!

Sauna als krönender Abschluss

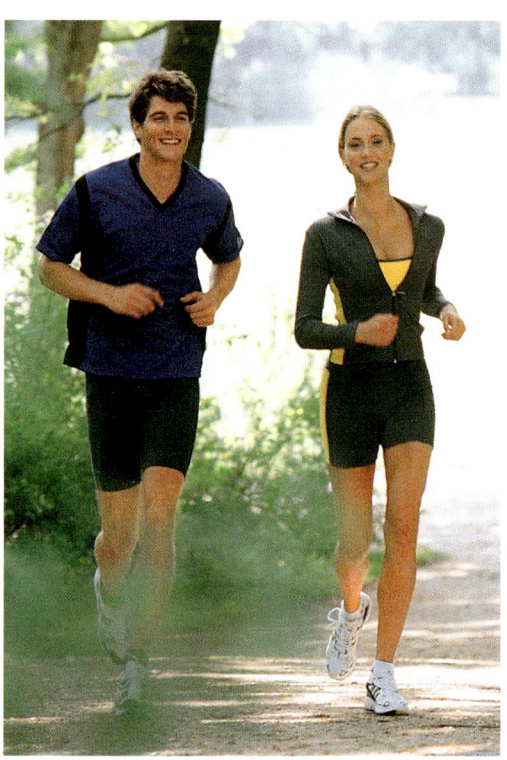

Einzige Ausnahme

Wenn Sie Ihre Muskulatur durch eine gezielte, kurzfristige Überwärmung lockern möchten, ist der Saunabesuch ausnahmsweise auch vor dem Sport erlaubt. Auf die Abkühlphase können Sie in diesem Fall verzichten.

Isotonische Getränke

Diese Getränke enthalten viel Mineralien und Kohlenhydrate. Sie schaden Ihnen zwar nicht, sind aber für die meisten Sportarten überflüssig. Trinken Sie sie nur, wenn Sie Ausdauersport be- treiben, beispielsweise bei langen Radrennstrecken oder Marathons, um Ihre Mineraliendepots aufzufüllen. Sonst trinken Sie am besten stilles Wasser und das über den ganzen Tag verteilt! Bei einem bevorstehenden Wettkampf sollten Sie es mit einer Prise Salz anreichern. Das fördert die Wasseraufnahme aus dem Darm. Kräftigen Sie sich nach dem Training mit einer Hühnersuppe, bevor Sie in die Sauna gehen. Nach der Sauna gibt es erfrischende Getränke (siehe Seite 52).

Bei extremen sportlichen Anforderungen sind isotonische Getränke sinnvoll.

Cryo – die frostige Anti-Sauna

Von außen sieht sie aus wie eine normale Hotelsauna, doch im Inneren herrscht bittere Kälte: minus 110 °C. Das ist achtmal kälter als ein Drei-Sterne-Tiefkühlfach. Die Rede ist von der Ganzkörper-Cryo-Kältekammer (Cryo = Kälte). Um Frostschäden zu vermeiden, sollten Sie beim Betreten der Kältekammer außer der Badebekleidung zusätzlich noch Handschuhe und einen Mundschutz tragen. Die Schuhe sollen verhindern, dass Sie mit den nackten Füßen am Boden festfrieren. Der Aufenthalt in der Kältekammer ist auf wenige Minuten begrenzt. Die Cryo-Sauna liefert Ihnen zwar einen großen Frischekick, der Sie geistig sofort fit macht, gesundheitlich wertvoller ist dagegen die herkömmliche Heißluft-Sauna.

Kein Ersatz für die finnische Sauna

Linderung durch Frost

Manche Sportler sind überzeugte Kältefreaks: Sie machen sich die kurzfristige Blockade der Schmerzweiterleitung durch Kälteschock zunutze, beispielsweise bei Sportverletzungen. Außerdem wird die Ausbreitung so genannter Mediatoren im Blut verhindert. Das sind körpereigene Botenstoffe, die Entzündungsreaktionen und Schmerzen auslösen. Es heißt, schon drei Minuten in der Cryo-Sauna reichen aus, um Rheumakranke von jahrelangen Gelenkschmerzen zu befreien. Leider hält die Wirkung nicht länger als maximal vier Stunden an.

Schmerzmittel aus dem Eisschrank

Ein weiteres Plus: Sie können Ihre Muskelleistung durch die Cryo-Kammer bis zu 18 Prozent steigern – allerdings nur bei Ausdauersportarten. Bei schnellen Sprints mit unmittelbarer Kraftentfaltung ist die Wirkung dagegen gleich Null.

Sauna und Sport auf einen Blick

▶ Goldene Regel: Erst kommt der Sport und dann die Sauna, nicht umgekehrt!

▶ Trinken Sie vor dem Sport über den ganzen Tag verteilt reichlich stilles Wasser oder verdünnte Säfte.

▶ Warten Sie nach dem Training etwa 30 Minuten, bevor Sie die Sauna aufsuchen. Dann haben sich Puls und Atmung wieder normalisiert.

▶ Nach der Sauna sollten Sie mindestens ein bis zwei Stunden verstreichen lassen, bevor Sie sich erneut dem Training zuwenden.

▶ Treiben Sie keinen Sport zwischen den Saunagängen. Dazu gehört auch Schwimmen.

▶ Gehen Sie nie unmittelbar vor einem Wettkampf in die Sauna. Zwischen dem Saunabesuch und einem Wettkampf sollten mindestens zwei Tage liegen.

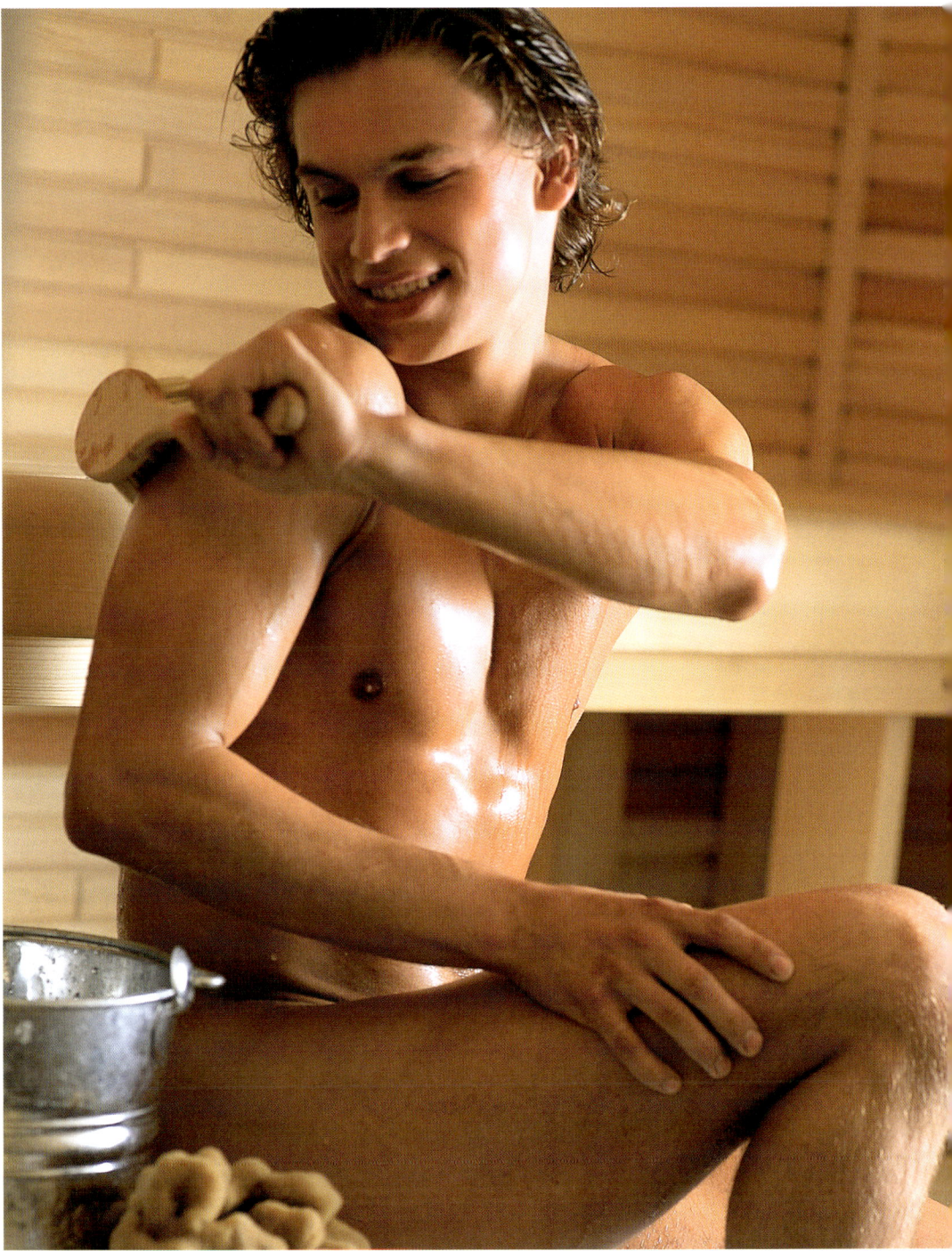

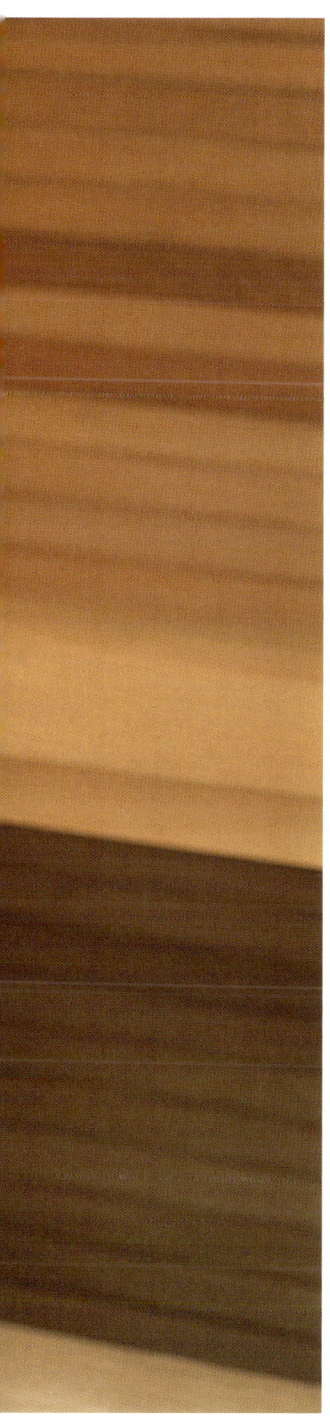

Fit & gesund mit der Sauna

Sie sehnen sich nach einem Ort, an dem Sie sich von den täglichen Strapazen erholen können? Dann gehen Sie in die Sauna! Hier finden Sie neue Vitalität und Lebenslust.
Die Sauna ist eine natürliche Quelle der Gesundheit und des Wohlbefindens. Sie hilft bei Herz- und Kreislaufproblemen, trägt zur Stärkung der oberen und unteren Atemwege bei, lindert rheumatische Beschwerden und beugt grippalen Infekten vor. Durch Tiefenreinigung und Zellerneuerung blühen Haut und Teint auf.
In Kombination mit einer Entschlackungskur ist die Sauna genau das Richtige, um überflüssige Pfunde loszuwerden.

Gesunder Nervenkitzel

»Die Sauna hat für mich den erfrischenden und anregenden Reiz eines Geliebten und das ausgleichend entspannende Element eines Ehemannes«, meinte eine finnische Medizinjournalistin. Treffender hätte sie nicht ausdrücken können, was die Sauna mit Ihnen macht: Sie fühlen sich angeregt, herrlich erfrischt und zugleich wohltuend entspannt. Es ist, als wären Sie gleichzeitig hellwach und wohlig müde.

Anregend und entspannend zugleich

Extrembedingungen

Die anregende Wirkung des Saunabadens besteht darin, dass der gesamte Organismus auf erhöhte Leistungsbereitschaft umgestellt wird. Er muss den Kampf gegen die Hitze aufnehmen. Die Anzahl der Schläge und die Pumpkraft des Herzens werden erhöht, die Atemwege weit gestellt. So wird das Blut über die Lungen reichlich mit Sauerstoff versorgt. Auch Gehirn und Herz sind stärker durchblutet. Der Verstand arbeitet auf Hochtouren und die seelische Spannkraft steigt an. Sie fühlen sich geistig fit und voller Tatendrang.

Körper und Geist sind hellwach

Entspannte Muskeln

Ihre Muskulatur wird in der Schwitzkammer überwärmt, die Muskelarbeit geht fast gegen Null. Der Grund dafür ist, dass der Körper jegliche Muskelarbeit einstellt, durch die noch zusätzliche Hitze produziert werden könnte. Sie fühlen sich wunderbar gelöst und entspannt.

Gut bei Verspannungen

Kälte-Rausch

Ebenso wie unter dem Einfluss von Hitze bringt Ihnen auch der massive Kältereiz sowohl Anregung wie auch Entspannung. Zunächst sind die Kaltwasseranwendungen für unseren Körper Anspannung pur: Die Muskulatur zieht sich zusammen und die Blutgefäße verengen sich schlagartig. Wieder schlägt das Herz kurzfristig schneller. Gehirn und Herz werden ebenfalls stärker durchblutet. Das alles wirkt wie ein leichter Schock, der Sie aber erfrischt und beflügelt.

Das Tauchbecken bringt sofortige Abkühlung.

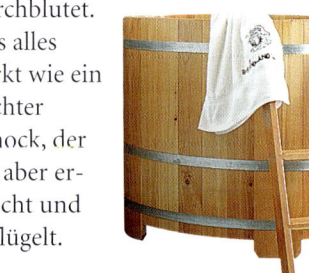

Erholung pur

Nach der Abkühlphase normalisiert sich die Anzahl der Herzschläge innerhalb weniger Minuten. Wenn Sie zusätzlich noch ein warmes Fußbad nehmen, kühlt sich Ihr Körperkern wieder auf die Normaltemperatur von rund 37 °C ab. Das Blut fließt verstärkt in den Bauchraum und die Verdauungstätigkeit setzt ein. Auch die sexuelle Bereitschaft nimmt zu. Mediziner sprechen von der »vegetativen Nachschwankung«: Den thermischen Wechselreizen folgt die reine Erholung.

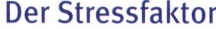

Der Anspannung folgt die Erholung

Der Stressfaktor

Tagsüber Stress im Job und abends noch in die Sauna? Sie fragen sich vielleicht, ob die Wechselreize in der Sauna nicht eine zusätzliche Belastung für Ihren Organismus darstellen. Doch einmal abgesehen von Extremtouren, baut Saunabaden Stress sogar ab.

Hilfreich bei Stress

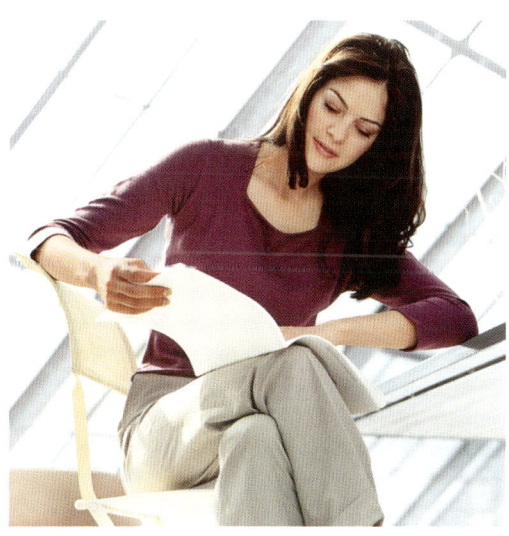

Sauna spült Stress weg

Ob Dauerreize sich zum Stress auswirken, hängt davon ab, in welcher Dosierung sie erfolgen! Kommen Hitze- und Kältereize in wohl dosierten, gleichmäßigen Abständen, sind sie für den Organismus kalkulierbar. Sie empfinden die Sauna als erträglich und angenehm. Nach und nach wird Ihr Körper in die Lage versetzt, die Wechselreize in immer größerem Ausmaß zu verarbeiten. Sie werden bald feststellen, dass Sie die Hitze mit der Zeit besser vertragen und schneller schwitzen können. Der eigentliche Erfolg der Sauna besteht allerdings darin, dass Sie auf Dauer mit dem Alltagsstress leichter fertig werden und relaxter sind.

Belastbarer im Beruf durch regelmäßiges Saunabaden.

TIPP!

Verrauchender Zorn

Das höchste Gut der Sauna ist ihr Entspannungs- und Erholungseffekt. Vermeiden Sie deshalb Lärm, Hektik oder heiße Debatten in der Schwitzkabine. »So«, sagen die Finnen, »verraucht der Zorn«.

Happy Sauna

Der Hypothalamus, mit Sitz im Gehirn, koordiniert das Nerven- und Hormonsystem. Beides sind wichtige Steuerungssysteme unseres Körpers. Die kleine Drüse arbeitet zudem eng mit der Hypophyse zusammen, einem Steuerungsorgan, das sich ebenfalls im Gehirn befindet. Dieses wichtige Organ ist für unser gesamtes Hormonsystem zuständig. Bei extremer Hitze oder Kälte veranlasst die Hypophyse die Nebennierenrinde, Glukokorticoide auszuschütten. Dazu gehört auch das Cortisol. Sie kennen es vermutlich unter dem Namen Cortison als Medikament. Cortisol ist ein Hormon, das den Fettstoffwechsel ankurbelt.

Die Zeichnung zeigt einen Querschnitt durch unser Gehirn.

WICHTIG
Hormonpflaster

Falls Sie ein Hormonpflaster tragen, müssen Sie es abnehmen, bevor Sie die Sauna betreten. Durch die extreme Hitze in der Schwitzkammer würde es seine Wirkung verlieren. Verwahren Sie es an einem sauberen Ort und kleben Sie es anschließend wieder auf.

Sauna erhöht die Denkkraft

Cortisol hemmt die Allergiebereitschaft und unterdrückt Entzündungsvorgänge (siehe Seite 74). Es regt die Leber dazu an, die Fett- und Eiweißbestandteile des Blutes in Blutzucker umzuwandeln. Das gibt neue Energien. Und die Leistungsfähigkeit Ihrer Muskeln, aber auch des Gehirns, wird erhöht.

Sauna fördert die Konzentrationsfähigkeit

Die Höhe des Cortisolanteils im Blut wird durch ACTH reguliert, das in der Hypophyse produziert wird. ACTH ist ein natürliches Dopingmittel, das Sie zu höchster Aufmerksamkeit und Konzentration anregt. Die Folge: Sie werden hellwach und klar. Diesen positiven Effekt können Sie besonders unmittelbar nach der Abkühlphase feststellen.

Zu höchsten Denkleistungen fähig

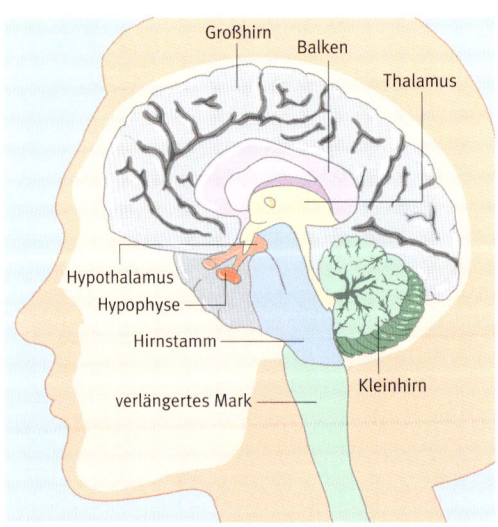

Großhirn
Balken
Thalamus
Hypothalamus
Hypophyse
Hirnstamm
verlängertes Mark
Kleinhirn

Sauna bringt Stimmung

Im Nebennierenmark werden die Stresshormone Adrenalin und Noradrenalin bereitgestellt und bei Bedarf ins Blut abgegeben. Diese Hormone sorgen für die Weitstellung von Atemwegen und Blutgefäßen und sie erhöhen die Herzschlagfrequenz. Die Folge: Sie fühlen sich voller Energie. Noradrenalin, die Vorstufe von Adrenalin, stimmt Sie optimistisch. Aber es kommt noch besser: Sobald ACTH und Noradrenalin zusammen auftreten, erleben Sie wahre Glücksgefühle! Endorphine, auch als Glücksboten bekannt, werden verstärkt ins Blut abgegeben: Ihr Selbstbewusstsein steigt und Sie fühlen sich zu Eroberungsfeldzügen aufgelegt. Jetzt sind Sie Ihren Alltagsproblemen nicht mehr ausgeliefert, Sie sind vielmehr in der Lage, diese zu beherrschen.

Sauna sorgt für Glücksgefühle

Sauna macht ehrgeizig

Auch die Gewebshormone Serotonin und Dopamin steigen im Blut an. Sie beflügeln Sie zu ehrgeizigen Plänen und sorgen für Schaffenskraft. Das Glückshormon Serotonin macht optimistisch und veranlasst bestimmte Krebszellen dazu, sich selbst zu zerstören. Das haben Wissenschaftler der Universität Birmingham festgestellt. Die Vorstufe von Serotonin, das Tryptophan, ist ein natürliches Anti-Depressivum. Es hellt die Psyche auf und trägt dazu bei, dass Sie nach der Sauna gut schlafen. Wichtig ist allerdings, dass Sie möglichst wenig Fett zu sich nehmen! Fett verhindert die Anreicherung von Tryptophan und Serotonin im Gehirn. Bevorzugen Sie stattdessen lieber eiweißhaltige Kost wie Fisch, Geflügel, Magermilchprodukte, Linsen, weiße Bohnen, Datteln und Bananen.

Fisch sollte einmal pro Woche auf den Tisch.

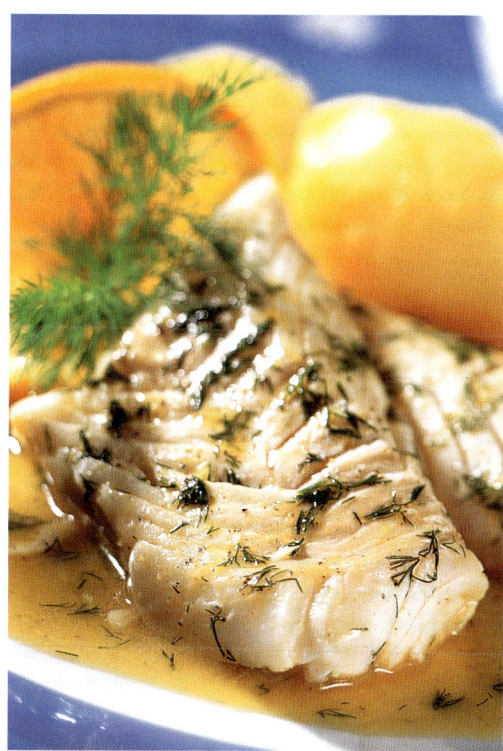

Sauna macht schlau!

Neben den beiden Neurotrans-
mittern Adrenalin und Noradrenalin wird beim Saunabaden
ein weiterer Botenstoff freige-
Sauna setzt: das Acetylcholin. Es erhöht
fördert Ihr den Informationsfluss zwischen
Gedächtnis den einzelnen Nervenzellen Ihres
Gehirns. Die Folge: Ihr Gedächt-
nis wird gestärkt und Sie denken
flotter. Übrigens, die Vorstufe
zum Acetylcholin, das Cholin,
gilt nach jüngsten wissenschaftlichen Erkenntnissen als *die* Brem-
se von Alzheimer!

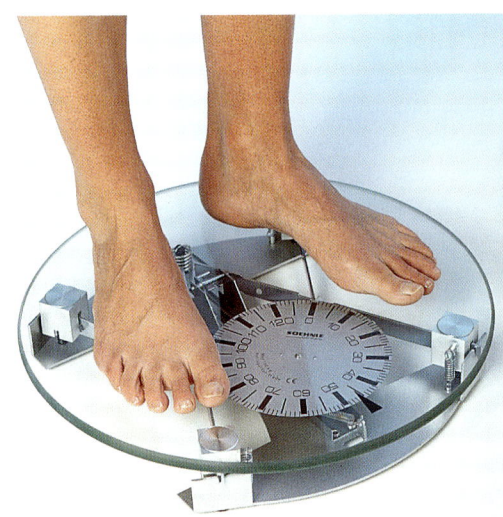

Schlank durch Sauna?

Optimal, wenn durch das Schwitzen das Körperfett nur so dahin
schmelzen würde. Doch die Sauna vermag leider keine Wunder
zu vollbringen! Was Sie beim
Saunabaden an Pfunden verlieren, ist die ausgeschwitzte Flüssigkeit. So gesehen macht die
Sauna leider nicht schlank. Aber
ganz ohne Wirkung auf die
schlanke Linie bleibt das Sauna-
Jugendliches baden dennoch nicht: Beim
Aussehen Schwitzen steigt das Wachstums-
durch hormon, das Somatropin (STH),
Saunabaden an. Es wird als »Jugendhormon«
bezeichnet, weil es für die Wachs-
tumsprozesse im Jugendalter
größte Bedeutung hat. Nicht nur,
dass es die Haut strafft, den
Haarwuchs ankurbelt und den

Geschlechtstrieb anregt. Es steigert Ihre körperliche und geistige
Leistungsfähigkeit. Und es hat einen regulierenden Einfluss auf
Ihren Körperfettanteil! Es sorgt
dafür, dass die Muskelmasse zu-
nimmt und Energien freigesetzt
werden – und zwar auf Kosten
der Fettdepots! Mit anderen Wor-
ten: Wenn Sie regelmäßig in die
Sauna gehen, können Sie davon
ausgehen, an Gewicht zu verlieren. Allerdings liegen darüber
noch keine wissenschaftlichen
Untersuchungen vor. Fest steht
allerdings, dass durch den Anstieg von STH die Verteilung von
»gutem« und »bösem« Cholesterin im Blut positiv geregelt wird.
Die Blutfettwerte werden durch
das Saunabaden eindeutig verbessert (siehe Seite 65 f.).

**Die Sauna
hilft Ihnen
beim Ab-
nehmen.**

Entlastung für Herz und Kreislauf

Gut für Gefäße und Kreislauf Saunabaden ist ein ideales Gefäß- und Kreislauftraining. Regelmäßiges Schwitzen sorgt dafür, dass sich Blutgefäße und Blutdruck regenerieren. Das Infarktrisiko nimmt ab.

Auf die Gefäße kommt es an

Eine gute Durchblutung bestimmt Ihre geistige und körperliche Leistungsfähigkeit. Diese wird durch gesunde, elastische Gefäße ermöglicht, deren Innenauskleidung so glatt sein sollte wie eine Tapete. Erst dann wird jede einzelne Körperzelle vom Blut erreicht und mit Sauerstoff sowie mit allen weiteren lebenswichtigen Stoffen versorgt. So**Gefährlichen Ablagerungen keine Chance geben** bald Sie aber zu viel Fett zu sich nehmen und sich zu wenig bewegen, bilden sich in Ihren Gefäßen Ablagerungen. Es kommt zu Durchblutungsstörungen. Die Versorgung von Organen und Gewebe ist nicht mehr einwandfrei – Krankheiten sind die Folge. Zudem besteht die Gefahr, dass sich Blutgerinnsel bilden, die eine Thrombose in den tiefen Beinvenen auslösen können.

Gefäßreinigung

Sobald sich oxidatives Cholesterol und andere »böse« Blutfette an den Gefäßwänden ablagern, wird die Innenauskleidung der Gefäße so weit gereizt, dass Entzündungen mit haarfeinen Rissen entstehen. Wenn Sie regelmäßig in die Sauna gehen, tragen Sie zum Abbau dieser Ablagerungen bei. Die Folge: Der Durchfluss in den winzigen Blutgefäßen, den Arteriolen, die Haut und Muskulatur versorgen, wird verbessert. Die Verletzungen an den Gefäßinnenwänden heilen aus.

Wer aktiv ist und seinen Kreislauf trainiert, hat mehr vom Leben.

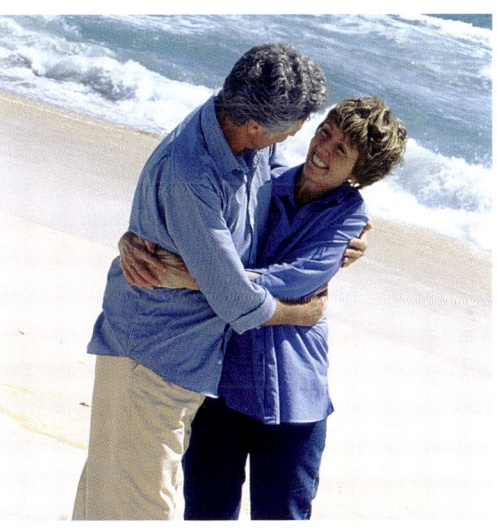

Bluthochdruck

Bluthochdruck ist ein Zivilisationsleiden mit möglichen negativen Auswirkungen. Dazu gehören Hirnschlag, Herz- und Gefäßerkrankungen sowie Augenschäden. Ausschlaggebend sind belastende Faktoren wie erhöhte Blutfettwerte, Rauchen, Übergewicht und Bewegungsmangel. Um Bluthochdruck vorzubeugen, aber auch bei bestehendem Bluthochdruck, bringt die Sauna sehr gute Ergebnisse. Nach regelmäßigem Saunabaden sinkt der Blutdruck. Die starren Gefäßwände, typisch für zu hohen Blutdruck, werden wieder elastisch.

Regelmäßig in die Sauna

Niedriger Blutdruck

Bei zu niedrigem Blutdruck tritt nur eine vorübergehende Besserung ein: Blutdruckmüde Menschen werden wieder munter.

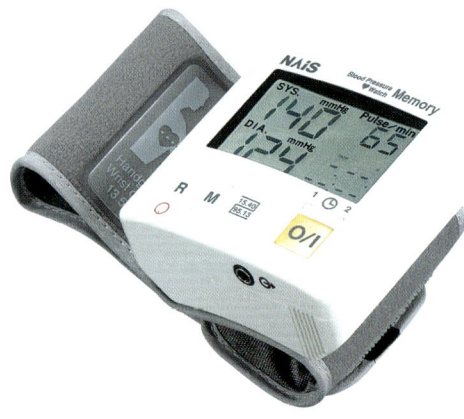

So verhalten Sie sich richtig

Hier einige Tipps, wie Sie sich bei Problemen mit dem Blutdruck richtig verhalten.

▶ **Bei hohem Blutdruck:**

Meiden Sie das Tauchbecken! Aufgrund von Wasserdruck und Kältereiz wird der Blutdruck schlagartig in die Höhe getrieben. Empfehlenswert sind kalte Güsse mit dem Schlauch (siehe Seite 48 ff.).

▶ **Bei niedrigem Blutdruck:**

Es ist gut, wenn Sie sich im Schwitzraum komplett hinlegen. Zum Ende der Schwitzphase wechseln Sie langsam in die aufrechte Körperhaltung über. Bleiben Sie zum Schluss ein paar Minuten auf der unteren Bank sitzen. So vermeiden Sie, dass eine Blutleere in Ihrem Kopf entsteht und es Ihnen schwindelig wird. Das Tauchbecken können Sie aufsuchen, doch ein kleiner Tipp: Erfrischen Sie sich zuvor mit kalten Güssen, um Ihren Kreislauf wieder anzukurbeln.

Medikamente und Sauna

Aus medizinischer Sicht dürfen Sie in die Sauna gehen, solange Sie dazu körperlich in der Lage sind. Bei Herzleistungsschwäche vom Grad IV oder bei schweren Durchblutungsstörungen der Herzkranzgefäße werden Sie ohnehin kaum dazu aufgelegt sein. Wenn Sie Blutdruckmedikamente einnehmen müssen, sollten Sie einen Arzt oder einen erfahrenen Heilpraktiker konsultieren, bevor Sie die Sauna besuchen.

Fragen Sie Ihren Arzt

Fitnesstraining fürs Herz

Wissenschaftliche Studien aus der Sportphysiologie belegen, dass das Herz in der Schwitzkabine grundsätzlich nicht überlastet wird. Im Gegenteil: Es arbeitet äußerst ökonomisch. Das ist an sich erstaunlich, schließlich muss es die Durchblutung in Haut und Muskeln enorm steigern, um die extreme Hitze abzuwehren. Der Grund ist einfach: Da sich die Blutgefäße in der Körperperipherie zwecks Wärmeabgabe weit stellen, ist ihr Gefäßwiderstand um 50 Prozent gegenüber dem Normalwert verringert. Das freut das Herz, denn es muss zwar mit einem ziemlichen Kraftaufwand schlagen, um ausreichend Blut in Umlauf zu bringen, dafür braucht es nicht besonders schnell zu schlagen. Während bei einer sportlichen Belastung der Puls durchaus auf 180 bis 200 Schläge pro Minute ansteigt, liegt er zum Ende der Schwitzphase bei lediglich 120 Schlägen pro Minute.

Keine Gefahr fürs Herz

WICHTIG
Zum Arzt gehen

Sollte Ihr Puls über 130 Schlägen pro Minute liegen, suchen Sie zur genaueren Abklärung Ihren Arzt auf. Bei Sportlerherzen dagegen sollte der Puls eher niedriger als 120 sein.

Das Infarktrisiko sinkt

Nicht nur die Gefäße in Haut und Muskulatur weiten sich unter dem Einfluss der Saunahitze, auch der Herzmuskel wird gut durchblutet und reichlich mit Sauerstoff versorgt. Zudem ist die Fließeigenschaft des Blutes verbessert: Das Blut enthält mehr (Schwitz-) Flüssigkeit, so dass die festen Bestandteile relativ gering sind. Nicht zuletzt sind die Thrombozyten, das sind die Blutplättchen, die zu einem Blutpfropf im Gefäß führen können, zahlenmäßig verringert. Das heißt: Wenn Sie regelmäßig in die Sauna gehen, haben Sie ein deutlich geringeres Risiko, einen Herzinfarkt zu bekommen.

Dicke Venen

Selbst wenn Sie unter Krampfadern leiden, dürfen Sie in die Sauna gehen. Sie betreiben damit sogar ein hervorragendes Blutgefäßtraining, das den noch intakten Venen zu mehr Elastizität verhilft. Wichtig ist, dass Sie nach dem Saunabesuch viel trinken, dann wird die Viskosität des Blutes erhöht und Sie verringern damit das Risiko einer Thrombosebildung in Ihren Venen. Sollten Ihre Beinvenen allerdings entzündet sein, müssen Sie auf einen Saunabesuch verzichten.

Kein generelles Verbot bei Krampfadern

Stärkung für Atemwege & Immunsystem

Keine Angst
vor der
kalten
Jahreszeit

Wenn die nasskalte Winterzeit naht und Erkältungskrankheiten im Vormarsch sind, ist die Sauna von unschätzbarem Wert. Mit Hilfe der thermischen Reize gewöhnt sich Ihr Organismus an den ständigen Wechsel von warm und kalt. Mit regelmäßigen Saunabesuchen härten Sie Ihren Körper ab. Aber auch zur Regeneration Ihrer Atemwege sowie bei chronischen Atemwegserkrankungen zeigt die Sauna ihre heilsame Wirkung.

Verengte Bronchien

Bei Bronchitis und Asthma sind die Schleimhäute der Atmungsorgane geschädigt und die Atemwege krampfhaft verengt. Das erschwert das Ausatmen. Häufig verschreibt der Arzt ein Spray, das verhindern soll, dass sich die Bronchien bei der geringsten Belastung durch Stress oder Ärger wieder verengen. Die Folge wäre ein quälender Anfall. Andere Medikamente wirken schleimlösend, so dass Sie den Schleim leichter abhusten können. Leider haben Medikamente oft unerwünschte Nebenwirkungen. Wenn Sie da-

gegen in die Sauna gehen, lösen sich die zähen Sekrete in den Bronchien auch ohne gesundheitliche Nebenwirkungen.

Sauna hilft bei Asthma

Bereits wenige Minuten nachdem Sie den Schwitzraum betreten haben, werden die Schleimhäute Ihrer Atemwege bis zu siebenmal stärker durchblutet als normal! Auf diese Weise wird die eingeatmete heiße Saunaluft auf ein verträgliches Maß abgekühlt, bevor sie schließlich die Lungen erreicht. Die Folge: Die überwärmte Atemmuskulatur entspannt sich, die Bronchien erweitern sich und der vom Asthma geplagte Mensch kann wieder frei ausatmen. Nach mehrmaligen Saunabesuchen werden Sie feststellen, dass die Asthmaanfälle nach und nach weniger werden. Das ist darauf zurückzuführen, dass Ihre Nebennieren aktiviert werden und vermehrt körpereigenes Cortison ausgeschüttet wird. Ihr Arzt würde Ihnen bei einem akuten Anfall das gleiche Mittel verschreiben, allerdings mit den entsprechenden unerwünschten Nebenwirkungen!

Sauna befreit die Atemwege

Die Atemwege werden frei

Bei einer chronischen Bronchitis besteht stets die Gefahr, dass häufig auftretende Infektionen begünstigt werden – mit regelmäßigen Saunabesuchen können Sie das vermeiden. In der Sauna erwärmen sich die Schleimhäute der Atemwege bis auf 42 °C! Das hat den besonderen Vorteil, dass sich alte, zähe Sekrete lösen und abgehustet werden können. Aber nicht nur das: Die durch den zähen Schleim verklebten Flimmerhärchen in den Bronchialästen werden wieder frei und können Staub, Schleim und andere Schadstoffe aus eigener Kraft nach oben transportieren. Der Hustenreiz lässt daraufhin spürbar nach.

Saunagänger kommen fit und gesund durch den Winter.

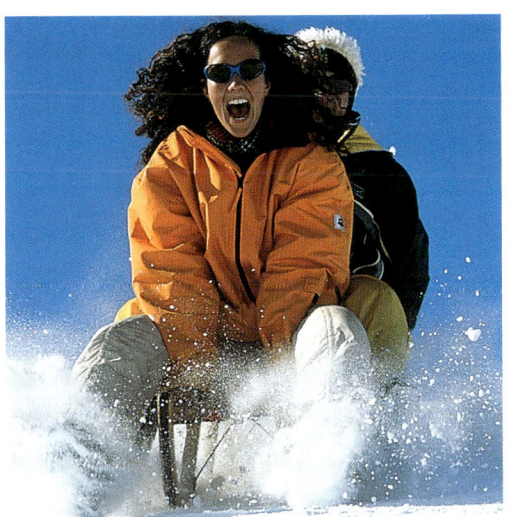

Gesteigerte Abwehrkräfte

Sobald ein Gewebe wie das der Atemwege stark durchblutet wird, steigt dort die körpereigene Abwehr sprunghaft an – die Zahl der Antikörper nimmt zu. Es ist vor allem das Immunglobulin A, das fremde Eindringlinge umgehend identifiziert und unschädlich macht. Wintergrippe und Kaltwetterschnupfen haben keine Chance mehr.

Das Immunsystem wird gestärkt

Killerzellen

Ein weiterer Verteidigungswall entsteht infolge der Hyperthermie in der Sauna (siehe Seite 24), und zwar durch die Zunahme von Killerzellen in Ihrem Blutstrom. Dabei handelt es sich um die T-Lymphozyten. Das sind Zellen, die Tumorzellen, Viren und Bakterien entweder direkt angreifen oder aber Fresszellen in Alarmbereitschaft versetzen, um die Eindringlinge zu vertilgen.

Virenabwehr

Auch die Anzahl der Interferone, hochspezialisierte Eiweißkörper, nimmt deutlich zu. Sie tragen dazu bei, dass die Viren in Ihrem Körper nicht mehr wachsen und sich nicht weiter vermehren.

Kampf den Viren

Radikalenfänger

Die Hauptverursacher von Zellschäden in unserem Organismus sind die freien Radikale. Sie entstehen durch das Einatmen von Abgasen oder Zigarettenrauch, aber auch durch Pestizide und Insektizide, die wir über die Nahrungskette aufnehmen sowie durch intensive Sonnenstrahlung. Dabei handelt es sich um Molekülbruchstücke mit fataler Wirkung. Sie rasen wie Geschosse auf gesunde Zellen zu und zerstören diese. Die wirksamsten Waffen gegen freie Radikale sind die Vitamine A, C, E und regelmäßige Saunagänge: Sie tragen zur verstärkten Bildung von Interferonen bei, die den freien Radikalen den Garaus machen.

Rote Paprika sind reich an Vitamin C.

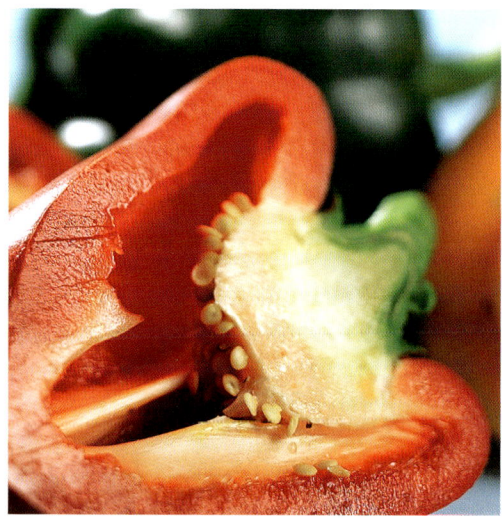

> **WICHTIG**
>
> ## Sauna bei Erkältung und Grippe
>
> Sollte Sie bereits eine Erkältung oder einen grippalen Infekt erwischt haben, hilft selbst die Sauna nicht mehr. Schon bei den ersten Anzeichen sollten Sie lieber zu Hause bleiben! Ihr Körper, der alle seine Kräfte für den Abwehrkampf mobilisiert hat, wäre überfordert, wenn er sich jetzt auch noch mit der Saunahitze auseinandersetzen müsste. Erst nach Abklingen der Symptome und wenn das Fieber vollständig verschwunden ist, dürfen Sie wieder in die Sauna.

Wie lange hält die Abwehr?

Wenn Sie in der feucht-kalten Jahreszeit Ihr Immunsystem fit halten wollen, sollten Sie alle sieben Tage in die Sauna gehen. So bleibt Ihre Abwehr konstant auf einem hohen Niveau und Sie schützen sich wirkungsvoll vor Erkältungsattacken.

Aber nicht nur zur Winterszeit, sondern auch im Sommer ist es durchaus vorteilhaft, das Immunsystem regelmäßig in der Sauna zu trainieren und zu kräftigen – vor allem vor Fernflugreisen. Ein plötzlicher Klimawechsel, dazu noch ungewohnte, tropische Temperaturen, stellen für das Immunsystem immer eine große Belastung dar. Saunageübt sind Sie widerstandsfähiger.

Mindestens einmal pro Woche in die Sauna

Den Körper entgiften

Säuren und deren Abfallprodukte, die Schlacken, sind verantwortlich für zahlreiche Beschwerden und Krankheiten bis hin zum Herzinfarkt. Mit dem Schwitzprozess in der Sauna tragen Sie dazu bei, dass Säuren, Schlacken und Schadstoffe über Haut und Nieren abgebaut und auf diese Weise entsorgt werden.

Säure macht krank

Säurebildner sind Fett, Zucker, sämtliche Genussgifte, rotes Fleisch, Stress und Bewegungsmangel. Durch Säuren werden Ihre Knochen unelastisch und spröde. Die Blutgefäße werden starr und brüchig. Steigt beispielsweise die Harnsäurekonzentration in Ihrem Blut stark an, bilden sich Harnsäurekristalle, die den Gelenkknorpel und schließlich die Gelenke zerstören. Säurekrankheiten sind Bandscheibenschäden, Arthrose, Osteoporose, Weichteilrheumatismus und Arteriosklerose. Zu deren Folgeschäden zählen unter anderem Bluthochdruck, Herzinfarkt, Schlaganfall, Depressionen und Haarausfall.

Falsche Ernährung hat fatale Folgen

Drei Millionen Schweißdrüsen aktiv

Durch das Schwitzen verlieren Sie bei drei Saunagängen bis zu anderthalb Liter Flüssigkeit! Das sind etwa 20 Prozent der gesamten Flüssigkeitsmenge Ihres Körpers – eine ganze Menge! Das haben Sie der Aktivität von über drei Millionen Schweißdrüsen zu verdanken, die über die Körperoberfläche verteilt sind. Infolge dieses Verlustes an Flüssigkeit wird Ihr Blut dicker und verliert an Fließgeschwindigkeit. In Ihrem Organismus läuten die Alarmglocken. Der Körper ist bestrebt, den Flüssigkeitsverlust im Blut umgehend zu ersetzen.

Pro Saunagang fließt rund ein halber Liter Schweiß

Mülldeponien im Gewebe

Um das Blutvolumen wieder aufzufüllen, bieten sich die Flüssigkeitsdepots aus den Zwischenzellräumen im Bindegewebe an. Bindegewebe findet sich praktisch überall in Ihrem Körper. Es füllt die Räume zwischen Muskeln und Knochen aus, umkleidet die Organe und gibt Ihrer Haut Halt. Zudem ist es der Hauptwasserspeicher und dafür zuständig,

Ihren Wasserhaushalt auszugleichen. Das Bindegewebe enthält aber auch alle Schadstoffe in gelöster Form, die aus dem Stoffwechsel hervorgehen oder beim Zellabbau entstehen: Säuren, Schlacken und Umweltschadstoffe sowie Medikamentenreste.

Großreinigung

Sobald das Bindewebe Flüssigkeit freisetzt, werden zugleich alle gelösten Schadstoffe und Säuren aus dem Gewebe herausgeschwemmt. Die Großreinigung in Ihrem Körper beginnt! Sie können zwar mit ausreichend Bewegung, Sport, viel Trinken und säurearmer Kost ebenfalls zu diesem Vorgang beitragen, doch das Schwitzen in der Sauna ist hierbei besonders wirksam.

Schwitzen reinigt den Körper

Harte Muskeln werden wieder weich

Muskeln, Sehnen und Bänder werden durch zu viel Säuren hart und verkrampfen. Das kann dazu führen, dass sie auf einen Nerv drücken und starke Schmerzen verursachen. Aufgrund der Überwärmung in der Sauna sind Muskeln und Bänder so weich und locker, dass die Säuren leichter gelöst und ausgeschieden werden, als es unter normalen Voraussetzungen der Fall wäre.

Die Nieren arbeiten auf Hochtouren

Früher war man der Meinung, dass der Körper die schädlichen Schlacken einfach herausschwitzt. Dazu reicht die Menge an Schweiß aber nicht aus! Er enthält nur zu einem Prozent ausscheidungspflichtige Substanzen wie Harnstoff, Harnsäure, Ammoniak und Kochsalz. Der Löwenanteil, 98 Prozent, ist Wasser! Das Schwitzen ist zwar der Auslöser für die Reinigungsvorgänge in Haut und Gewebe, tatsächlich ausgeschieden wird ein Großteil der Säuren aber über die Nieren. Sie filtern die Giftstoffe aus dem Blut und leiten diese mit dem Harn aus.

Die Nieren entgiften den Organismus

Rheuma

Rheuma kann verschiedene Ursachen haben. Eine davon ist die chronische Übersäuerung von Muskeln, Bandapparat, Gelenken und Nerven. Rheumatologen raten, bei chronischem Rheumatismus regelmäßig in die Sauna zu gehen. Dazu gehören auch alle Bewegungseinschränkungen und Beschwerden, die Ihnen zu schaffen machen, wenn Sie beispielsweise nach langer Arbeit am Computer den Arm nicht mehr heben können oder über Rückenschmerzen klagen.

Es gibt über 200 rheumatische Erkrankungen

Keine Sauna bei Arthritis & Co

Verboten ist Saunahitze bei allen akuten entzündlichen Rheumaformen wie Arthritis oder
Polyarthritis. Der Grund: Eine Entzündung
charakterisiert sich unter anderem durch eine
»Überhitzung« des Gewebes. Sie erkennen
das daran, dass die Hautoberfläche gerötet
ist und sich heiß anfühlt. Die Saunawärme
würde die Entzündungsvorgänge nur noch zusätzlich »anheizen«. Das Gleiche gilt auch für
die Gicht (siehe unten).

Massage bei Rheuma

Um den heilsamen Effekt der
Sauna bei chronischem Rheuma
zu erhöhen, gönnen Sie sich zwischen den Saunagängen eine
Massage. Auf diese Weise lösen
sich sämtliche bestehenden Ver-
krampfungen.

Gicht

Gicht ist eine anlagebedingte
Krankheit, bei der die Betroffe-
nen aufgrund fleischreicher und
fetthaltiger Ernährung eine erhöhte Harnsäurekonzentration
im Blut aufweisen. Durch das
Entschlacken beim Saunabaden
werden zusätzlich Harnsäuren an
das Blut abgegeben. Die Folge: Es
bilden sich Harnsäurekristalle an
den Gelenken. Das kann einen
entzündlichen Schub auslösen.

*Sauna bei
Gicht – Arzt
fragen!*

Harnwegserkrankungen

Bei Veranlagung zu Nieren- oder
Blasensteinen müssen Sie nach
dem Saunabesuch unbedingt
reichlich Flüssigkeit zu sich nehmen! Eventuell trinken Sie in diesen Fällen auch schon vor der
Sauna ein Glas Wasser. Ansonsten
steht bei chronischem Nierenver-
sagen dem Saunabesuch nichts
im Wege. Im Gegenteil: Die Ent-
giftungsfunktionen der Nieren
werden in der Schwitzkammer
zusätzlich angeregt.

*Sauna för-
dert die Ent-
giftungs-
funktion der
Nieren*

Schwitzen wir alle Mineralien aus?

Keine Sorge! Es werden zwar
Kalzium, Phosphor, Kalium,
Magnesium und Kochsalz ausgeschwitzt, doch in so geringen Mengen, dass kein ge-
sundheitliches Risiko besteht.
Da wir mit unserer Nahrung
ohnehin zu viel Salz aufnehmen, das unter anderem für einen zu hohen Blutdruck verantwortlich gemacht wird, ist
das zusätzliche Ausschwitzen
von Kochsalz sogar von Vorteil. Für den Fall, dass Sie
Tätigkeiten oder Sportarten
ausüben, bei denen Sie viel
schwitzen, nehmen Sie am
besten ein isotonisches Getränk zu sich (siehe Seite 56).

*Wertvolle
Mineralien
gehen nicht
verloren*

Sauna und Allergien

Allergien sind stark im Vormarsch! Falls Sie auch unter einer Allergie leiden, werden die Symptome durch regelmäßigen Saunabesuch abgeschwächt. Bei Heuschnupfen beispielsweise nehmen die Niesattacken ab, der Reizzustand in den Augen verschwindet und die Atemwege werden frei. Aber auch wenn Sie auf Metalle allergisch reagieren, kann die Sauna helfen! Da Schwermetalle in der Sauna ausgeschwitzt werden, wie japanische Studien belegen, wird das Schwitzen zur Therapie von Schwermetallvergiftungen eingesetzt. Das sollte allerdings unter ärztlicher Aufsicht geschehen. Am besten erkundigen Sie sich bei einem Facharzt.

Allergien werden erträglicher

Sauna und Hautkrankheiten

Sollten Sie Hautprobleme haben, kann die Sauna sehr hilfreich sein! Sie fördert die Durchblutung, regt die Nierenfunktion an, trägt zur Stärkung des Immunsystems bei und wirkt entspannend. Das bedeutet natürlich nicht, dass Sie von heute auf morgen eine Heilung erwarten dürfen. Die Sauna ist in diesem Fall als Begleittherapie zu sehen. In der Regel ist eine zusätzliche ärztliche Behandlung notwendig.

Hautkrankheiten heilen besser

Neurodermitis

Bei der Neurodermitis, einem stark juckenden Hautekzem, gilt emotionaler Stress als Hauptauslöser für einen Schub. Sollten Sie unter Neurodermitis leiden, werden Sie die Sauna als besonders entspannend für Körper und Seele empfinden. Sobald die Hitze bis tief in das Haut- und Muskelgewebe eingedrungen ist, entkrampft sich das Blutgefäßsystem. Die Folge: Das Gewebe wird stärker durchblutet, die Haut bekommt Feuchtigkeit und der Juckreiz lässt nach.

Weniger Juckreiz auf Grund stärkerer Durchblutung

Psoriasis

Ähnlich positiv wirken sich Saunabesuche bei der Schuppenflechte, der Psoriasis, aus. Bei Abschilferung lösen sich die Hautschuppen während des Saunabadens von der Hautoberfläche. Zudem hemmt der kurzfristige Anstieg von körpereigenem Cortison in der Sauna das Auftreten von Entzündungen.

Nach der Sauna mit rückfettender Creme einreiben

WICHTIG

Keine Sauna bei akuten Entzündungen

Bei allen entzündlichen Stadien oder Schüben, egal ob an der Haut, den Gelenken oder der Muskulatur, dürfen Sie nicht in die Sauna!

Sauna für besondere Fälle

»Auf die Dosis kommt es an!«, sagte schon der berühmte Arzt und Naturforscher Paracelsus. Vielleicht hat er dabei auch an die Sauna gedacht, denn deren thermische Auswirkungen auf den menschlichen Organismus sind angemessen: nicht zu intensiv, aber auch nicht zu schwach. Deshalb kann fast jeder Mensch in die Sauna gehen, selbst Schwangere, Kinder und ältere Menschen – vorausgesetzt, sie beachten einige Regeln.

Schwitz-vergnügen für alle

Saunaspaß für Kinder

Kinder können der Sauna normalerweise wenig abgewinnen. Wer setzt sich schon freiwillig an einen dunklen Ort, nur um zu schwitzen? Erst wenn die Kinder ihre Freunde mitnehmen dürfen, steigt der Spaßfaktor. Doch auch dann halten sie es meist nicht lange im Schwitzkasten aus. Sollte es Ihnen gelingen, Ihre Kinder an das Saunabaden zu gewöhnen, können Sie davon ausgehen, dass sie gesundheitlich davon profitieren. Voraussetzung ist allerdings, dass die Kinder mitmachen und sich ebenso wie die Erwachsenen an die Baderegeln halten.

Für die Finnen ist die Sauna von jeher fester Bestandteil ihres Lebensstils. Früher kamen dort sogar Kinder zur Welt! Und auch heute ist das Mitnehmen von Säuglingen nichts Ungewöhnliches. Das wird hierzulande aus hygienischen Gründen kaum praktiziert. Warten Sie daher lieber, bis Ihre Jüngsten trocken und sauber sind. Noch besser ist es, wenn Sie mit Ihrem Sprössling darüber sprechen können, was ihm an der Schwitzprozedur mehr oder weniger behagt.

In Finnland gehen schon die Kleinsten in die Sauna.

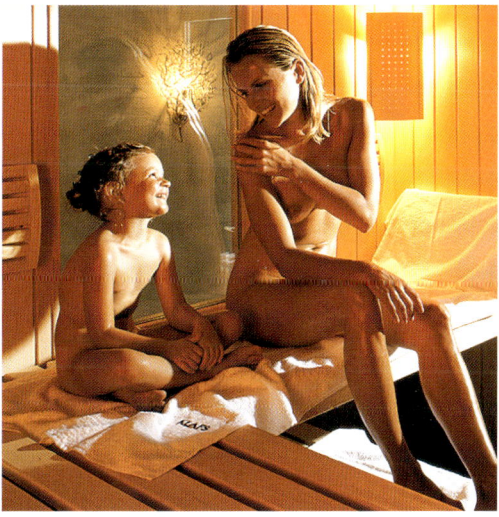

Kurz und intensiv statt lang und lau

Kinder reagieren auf extreme Temperaturen sensibler als wir Erwachsenen, deshalb sollten sie nur kurz in der Sauna bleiben. Dafür dürfen sie aber ganz oben sitzen und ordentlich schwitzen! Auch die Abkühlphase darf bei Kindern nicht zu lang sein! Auf diese Weise vermeiden Sie sowohl eine Überhitzung als auch eine Unterkühlung Ihres Kindes. Das gilt vor allem für Kinder, die zu Infekten neigen.

Vorsicht Auskühlung!

Kinder kühlen schneller aus als Erwachsene. Das liegt zum einen an dem noch schwach ausgebildeten Fettgewebe und zum anderen an ihrer relativ großen Hautoberfläche. Zudem sind vor allem kleine Kinder kaum in der Lage, ihre Körperreaktionen richtig einzuschätzen. Sie wollen auch dann noch nicht aus dem Wasser, wenn sie bereits blaue Lippen haben und am ganzen Körper vor Kälte zittern.

Wichtig: Sobald Sie den Eindruck haben, Ihr Kind friert, gehen Sie bitte umgehend mit ihm unter die lauwarme Dusche. Das Tauchbecken muss ja nicht sein.

Kinder nicht mit eiskaltem Wasser abkühlen

Wie Kinder von der Sauna profitieren

Im Kindesalter ist das Immunsystem noch nicht vollständig ausgebildet. Es muss erst noch lernen. Doch gerade die extremen thermischen Wechselreize, wie sie in der Sauna auftreten, stärken das Abwehrsystem. Hierdurch erhält Ihr Kind einen wirksamen Schutz gerade gegen die immer häufiger auftretenden Allergien, die in besonderem Maße durch Schadstoffe ausgelöst werden. Dazu gehören vor allem die chronische Bronchitis und der Pseudokrupp. Weiterer Vorteil: Die wohlige Entspannung durch Überwärmung tut vor allem jenen Kindern gut, die häufig Schlafstörungen haben oder unter Schulstress leiden.

Saunabaden bringt das Immunsystem auf Trab

WICHTIG

Aromaöle gehören nicht in Kinderhände!

Entfernen Sie ätherische Öle aus der Schwitzkabine, bevor Kleinkinder sie in die Hände bekommen. Schon wenige Tropfen reichen, um eine lebensgefährliche Kehlkopfverkrampfung auszulösen. Diese könnte im Extremfall zum Atemstillstand führen. Besonders gefährlich sind hierbei mentholhaltige Öle wie Kampfer, Eukalyptus und Pfefferminze. Kinder mit Allergien sollten Aromaöle nicht einmal im Aufguss schnuppern dürfen.

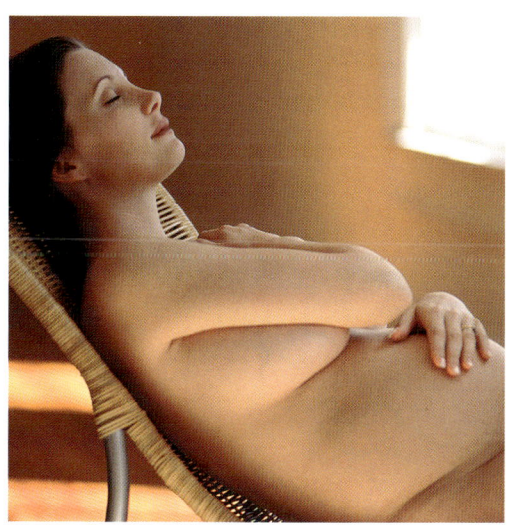

wird verkürzt und die Schmerzen werden erträglicher. Dies ist, abgesehen von den guten hygienischen Eigenschaften in der Sauna, der Grund, weshalb die Nordländerinnen früher in der Sauna entbunden haben – allerdings nicht bei 100 °C.

Ödeme schwinden

Im Laufe einer Schwangerschaft nimmt der Wassergehalt in Gewebe und Blut um etwa acht Liter zu. Allein das Blutvolumen steigt um 40 Prozent! Durch Ihre Adern fließen statt sechs jetzt über acht Liter Blut! Aus diesem Grund bilden sich in Ihrem Gewebe Wassereinlagerungen, Ödeme genannt. Beim Schwitzen in der Sauna werden die Ödeme abgebaut. Gleichzeitig schwemmt Ihr Körper auch Schlacken aus, was nicht nur Ihrem, sondern auch dem Stoffwechsel Ihres Kindes zugute kommt.

Schwitzen hilft Ödeme abzubauen

Sauna in der Schwangerschaft tut Mutter und Kind gut.

Schwanger in der Sauna

Schwangerschaft ist keine Krankheit und daher auch kein Grund, die Sauna zu meiden! Im Gegenteil: Ihr Körper arbeitet für zwei und braucht Entlastung. Und die bekommt er in der Sauna.

Saunabaden erleichtert die Geburt

Regelmäßige Saunabesuche führen dazu, dass sich die Muskulatur im Beckenbereich entspannt und entkrampft. Die Muskeln der Geburtswege werden weich und locker. Das erleichtert Ihnen und Ihrem Kind die Geburt: Die Geburtsphase

Leichtere Geburt durch regelmäßiges Schwitzen

Thrombosegefahr nimmt ab

Wenn Sie zu Bindegewebsschwäche und zur Bildung von Krampfadern neigen, sollten Sie bereits in den ersten Schwangerschaftsmonaten in die Sauna gehen. Das Gefäßtraining senkt die Bereitschaft zur Entstehung von Krampfadern. Damit nimmt auch das Thromboserisiko ab.

Was Sie beachten müssen, wenn ein Baby kommt

▶ Wenn Sie mit einer Frühgeburt rechnen oder Mehrlinge erwarten, sollten Sie nicht in die Sauna gehen (im Zweifelsfall fragen Sie Ihren Arzt oder Ihre Hebamme).

▶ Verzichten Sie in den letzten beiden Monaten vor der Geburt auf das Tauchbad. Meiden Sie es ganz, wenn Sie zu schwangerschaftsbedingtem Bluthochdruck neigen.

▶ Nach hohem Blutverlust oder bei Eisenmangel (Anämie) dürfen Sie erst nach Befragen des Arztes oder der Hebamme wieder in die Sauna gehen.

▶ Wenn Sie die Absicht haben, die Schwitzkabine zu verlassen, richten Sie sich langsam auf. Verweilen Sie noch einige Minuten auf der untersten Bank, bevor Sie hinausgehen.

▶ Bleiben Sie während der Abkühlphase nicht über längere Zeit an einem Fleck stehen, sonst sackt das Blut in Ihre Beine ab und Ihnen könnte schwarz vor Augen werden.

Wohlfühlsauna für Senioren

Wohltat im Alter

Ältere Menschen sind häufig übervorsichtig. Aus Angst, die Sauna könnte sie überfordern, bleiben sie lieber zu Hause. Schade, denn sie verpassen einiges!

Wenn Sie gehen können, dann gehen Sie!

Altersbeschwerden lassen nach

Dieser Grundsatz gilt für alle Senioren. Wenn Sie sich fit fühlen und noch gut zu Fuß sind, können Sie auch saunabaden. Es gibt ältere Menschen, die noch mit weit über 70 Jahren den Neueinstieg ins Saunaleben gewagt haben. Praktisch alle positiven Eigenschaften des Schwitzvergnügens sind auch für Senioren von Vorteil. Sämtliche Altersbeschwerden, angefangen vom He-

xenschuss bis zur faltigen Haut, werden einem Sauna-Kurbad unterzogen, das regenerierend wirkt! Nicht zuletzt ist die Sauna für ältere Menschen ein Wechselbad sowohl für den Körper als auch für die Seele: Sie ist eine ideale Möglichkeit, sich mit anderen Menschen zu treffen und auszutauschen.

Jungbrunnen für die Haut ...

Viel trinken und die Haut bedankt sich

Ein deutliches Zeichen des Alterns ist die Tatsache, dass die Haut zusehends trocken und faltig wird. Dagegen können Sie etwas tun. Trinken Sie so viel Sie können, selbst wenn Sie keinen Durst haben – mindestens zwei Liter sollten es täglich sein. Tun Sie das auch dann, wenn die Blase nicht mehr so recht mitmacht. Die Sauna tut nicht nur Ihrer Haut gut. Sie kurbelt Ihren gesamten Hormonhaushalt an. Dieser wiederum wirkt sich günstig auf Ihre Psyche aus und frischt die Spannkraft Ihrer Haut auf.

... und das Herz

Nutzen Sie die Fähigkeit Ihres Körpers, sich auf größere Anforderungen einzustellen. Das macht ihn stark! Mit den thermischen Reizen in der Hitze- und Kältephase erzielen Sie eine Verbesserung Ihres gesamten Herz-Kreislaufsystems – der essenzielle Blutdruck sinkt. Diese Vorteile macht man sich schon seit langem in Kliniken zur Rehabilitation von Herzkranken zunutze, beispielsweise nach einem Herzinfarkt oder einer Bypassoperation. Fragen Sie Ihren Heilpraktiker oder Arzt. Wenn er Ihnen die Sauna empfiehlt, müssten Sie sie allerdings zweimal in der Woche aufsuchen, damit Sie einen positiven Effekt spüren.

Für die Sauna gibt es keine Altersbegrenzung.

> **WICHTIG**
> ## Vorsicht mit dem Tauchbecken!
>
> Selbst wenn Sie Ihren zu hohen Blutdruck mit Hilfe von Medikamenten im Griff haben, sollten Sie vorsichtshalber das eiskalte Tauchbecken meiden (siehe Seite 47)!
> Ein starres Blutgefäßsystem könnte durch den rapiden Blutdruckanstieg überfordert werden und reißen. Dagegen helfen auch keine Betablocker.

Sauna »light« für Übergewichtige

Die Fettschicht wirkt wie eine Isolation gegen Hitze. Aus diesem Grunde müssen Übergewichtige länger in der Sauna bleiben als Normalgewichtige. Umgekehrt brauchen sie wiederum mehr Zeit, um ihren Körper abzukühlen. Sollten Sie besonders hohes Übergewicht haben, ist die Sauna allerdings kein geeignetes Mittel, um überschüssige Pfunde loszuwerden. Obwohl Ihr Körper kurzfristig Somatotropin ausschüttet, ein Hormon, das die Fettzellen schmelzen lässt, ist die Wirkung einfach zu gering. Dennoch, nehmen Sie die Sauna zum Anlass, einmal richtig abzuspecken. Hierzu eignet sich unser Entschlackungsprogramm mit Sauna, Saft und Kräutertees (siehe Seite 96 f.).

Sauna nicht nur für Schlanke

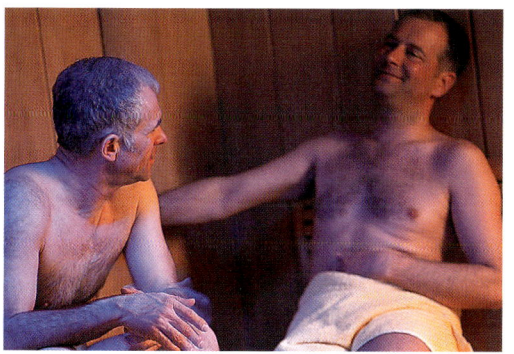

SAUNA – JA ODER NEIN?

BEI DEN FOLGENDEN BESCHWERDEN DÜRFEN SIE IN DIE SAUNA:	**NICHT ERLAUBT IST DIE SAUNA BEI DEN FOLGENDEN BESCHWERDEN:**
➤ einstellbarer Bluthochdruck	➤ akute Entzündungen (auch der Gefäße und Organe)
➤ Weichteilrheumatismus	➤ fiebrige Erkrankungen
➤ nicht akute Arthrosen und Wirbelsäulenverschleiß	➤ sekundärer Bluthochdruck bei Nieren-, Drüsen- oder Herzerkrankungen
➤ leichte Krampfadern im nichtentzündlichen Stadium	➤ Epilepsie und andere Krampfanfälle
➤ chronisches Asthma bronchiale	➤ instabile Herz-Kreislauferkrankungen
➤ chronische Bronchitis	➤ Hitzeallergie
➤ niedriger Blutdruck	➤ größere, noch nicht ausgeheilte Wunden
➤ depressive Verstimmungen	➤ Grippe
➤ zur Regeneration nach leichten Sportverletzungen	➤ Krankhafte Erweiterung der Gefäße, vor allem im Gesicht (Couperose)
➤ nicht entzündliche oder chronisch entzündliche Unterleibsbeschwerden	➤ Krebserkrankung im fortgeschrittenen Stadium und offene Tuberkulose
➤ Wechseljahrsbeschwerden	**BEI FOLGENDEN BESCHWERDEN SOLLTEN SIE IHREN ARZT FRAGEN:**
➤ Impotenz	➤ Bluthochdruckkrisen
➤ zur begleitenden Behandlung von Haut- oder Atemwegserkrankungen	➤ Durchblutungsstörungen im Gehirn
➤ medizinische Saunaanwendung bei Rheumatismus, Krebs oder in der Rehabilitation (unter ärztlicher Aufsicht)	➤ stark ausgeprägte Krampfadern
	➤ Krebs im postoperativen Stadium und bei gutem Allgemeinzustand
	➤ Schilddrüsenerkrankungen
	➤ Schlaganfall im stabilen Zustand

Jung & schön durch Saunabaden

»Eine Frau ist am schönsten, wenn sie dem Saunabad entsteigt«, so lautet ein finnisches Sprichwort. Mit dem Saunabaden ersetzen Sie in puncto Tiefenreinigung und Revitalisierung der Haut eine Beautyfarm. Die Sauna kann zudem weit mehr, denn echte Schönheit und jugendliches Aussehen kommen von innen. Nachdem Glückshormone beim Saunabaden ausgeschüttet wurden, die Haut durch das Herausschwitzen von Schlackenstoffen wieder rosig schimmert, Mimikfalten und verhärtete Gesichtszüge in wohliger Entspannung dahingeschmolzen sind, erhalten Sie eine kraftvolle Ausstrahlung – kurz: Sie sehen aus wie neugeboren.

Strahlendes Aussehen und jugendliche Haut

Anti-Aging-Wirkung

Weder eine Hormonbehandlung noch diverse High-tech-Cremes, Lotions oder Seren können die sichtbaren Spuren des Alterns verwischen. Sie können sich aber mit der Kraft der Natur verbinden und die natürlich vorgegebenen Anti-Aging-Funktionen Ihres Körpers anregen. Die Sauna hilft Ihnen dabei: Sie trägt zur Zellerneuerung und zur Stärkung des Immunsystems bei. Und so ganz nebenbei wird auch noch der Hautstoffwechsel reguliert.

Pralle Kollagenfasern

Schlacken wie Cholesterin und Harnsäure sind Abfallprodukte unseres Stoffwechsels. Sie lagern sich nicht nur in den Blutgefäßen ab, sondern tragen entscheidend zum vorzeitigen Altern der Haut bei. Saunabaden hilft Ihren Hautzellen, sich verstärkt von Gift- und Schlackenstoffen zu befreien. Das führt dazu, dass die aus Aminosäureketten bestehenden Kollagenfasern ihren gelartigen Zustand beibehalten und nicht so leicht verkrusten oder verhärten.

Die Haut bleibt länger jugendlich straff und elastisch.

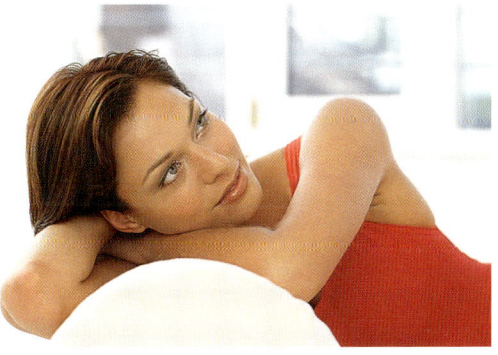

Neubildung von Hautzellen

Häuten wie die Schlangen können wir uns zwar nicht, aber mit regelmäßigen Saunabesuchen tragen wir wesentlich zur Erneuerung unserer Haut bei. Infolge der erhöhten Hauttemperatur um 10 °C wird die Haut stärker durchblutet und der Hautstoffwechsel um das Zwei- bis Dreifache erhöht! Das kommt der Zellneubildung zugute: Durch das Schwitzen quillt die oberste Hornschicht auf und abgestorbene Hautzellen schuppen sich ab. Die Folge: Der Weg wird frei für die vermehrte Neubildung von Zellen in der tiefer gelegenen Keimschicht – frische Haut wächst heran.

Die Durchblutung der Haut wird verstärkt

Zellschutz

Wenn die freien Radikale ihr böses Werk treiben, verursachen sie Zellschäden und sogar Zelltod. Die Folge: Die Haut wird schlaff und grau. Deshalb gelten freie Radikale auch als Schönheitskiller Nummer Eins. Zur Belebung Ihrer Haut lassen Sie in der Abkühlphase eiskaltes Wasser auf Ihren erhitzten Körper prasseln, das fördert die Produktion der Interferone im Blut. Sie sind die natürlichen Abfangjäger der freien Radikale (siehe Seite 70).

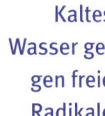

Kaltes Wasser gegen freie Radikale

Antiseptische Wirkung

Hohe Temperaturen, wie sie in der Saunakabine herrschen, haben eine desinfizierende Wirkung. Schädliche Keime gehen zugrunde und die Aktivität der Killerzellen wird angeregt. Diese wiederum töten diverse Krankheitserreger in der Haut ab. Zudem beugt die Sauna allergischen Hautreaktionen vor.

Mehr Abwehrstoffe in der Haut

Sofortprogramm für die Haut

Der Beauty-Gewinner beim Saunabaden ist Ihre Haut! Mit einer Fläche von anderthalb bis zwei Quadratmetern ist sie unser größtes Organ. Ausgestattet mit Wärme- und Kälterezeptoren, Blutgefäßen, Schweißdrüsen und Poren, kann die Haut hervorragend auf klimatische Veränderungen reagieren.

Nach dem Saunagang sieht die Haut taufrisch aus.

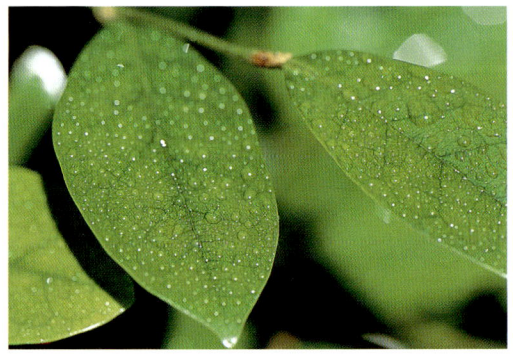

Training für erschlaffte Hautfunktionen

Eine faule Haut altert schnell, nicht jedoch die trainierte Haut. Das Gefäßtraining der unzähligen Arteriolen und Venolen bis in den Bereich der Lederhaut garantiert eine gute Ernährung und Sauerstoffversorgung. Einen besonderen Effekt erzielen Sie in Bezug auf die Funktion Ihrer Talgdrüsen und damit für den Fettstoffwechsel Ihrer Haut. Die Sauna eignet sich sowohl für Menschen mit fettiger als auch für solche mit trockener Haut.

Für alle Hauttypen geeignet

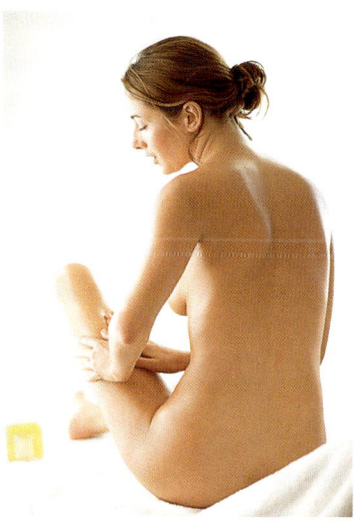

Sie können die Haut nach dem Saunen mit einem hochwertigen Öl pflegen.

Fettige Haut

Sie ist gekennzeichnet durch erhöhte Talgproduktion, verstärkte Schweißabsonderung und eine größere Abschuppung von Hornzellen. Wenn Sie sich in der Schwitzkabine aufhalten, verflüssigt sich durch die Hitze der Talg. Er wird zusammen mit abgestorbenen Hautzellen, Bakterien und Schmutzteilchen aus den Poren herausgeschwemmt. Die Folge: Ihre Haut wird von innen heraus porentief gereinigt. Der Vorteil für Akne-Patienten: Überschüssiger Hauttalg, der in den Drüsengängen durch verhärtete Hornzellen blockiert ist, wird in der Hitze weich und kann auf diese Weise leicht abfließen.

Porentief rein durch Saunabaden

Trockene Haut

Sollten Sie befürchten, dass Ihre Haut durch die Wüstenhitze zusätzlich austrocknen könnte – weit gefehlt. Die Sauna ist geradezu prädestiniert für die Behandlung von trockener Haut! Die infolge der Wechselreize stark durchbluteten Gefäße sind wahre Feuchtigkeitsspender. Das Wasser diffundiert bis in die Hornschicht und in die tieferen Gewebe. Die Folge: Ihre Haut wird von innen heraus besser durchfeuchtet. Möglicher Juckreiz geht zurück oder verschwindet sogar ganz. Wenn Sie zu den Menschen gehören, die zu trockener Haut neigen, cremen Sie sie nach dem Saunabaden ein, dann ist sie richtig gut durchfeuchtet.

Ihr Sauna-Wellnesstag

Sie wünschen sich einen kurzen Urlaub vom Alltag, wollen Termindruck, Hektik und Ärger vorübergehend vergessen? Dann gönnen Sie sich einen Sauna-Wellnesstag! Tun Sie alles, damit es Ihnen rundum hervorrragend geht. Auf den folgenden Seiten erfahren Sie, wie Sie aus einem bloßen Saunabesuch Ihr ganz persönliches Wohlfühlereignis machen können. Angefangen vom richtigen Start in den Tag mit motivierenden Suggestionen bis hin zu wohlschmeckenden Fatburner-Rezepten ist alles dabei. Beauty-Tipps mit der Kraft der Natur, vor, während und nach dem Saunagenuss, runden das Programm ab. Auch das Relaxen kommt nicht zu kurz.

Gönnen Sie sich Ihre ganz persönliche Auszeit

Die Vorbereitung

Überlassen Sie nichts dem Zufall, denn jedes gelungene Ereignis will sorgfältig geplant sein. Hier die Check-Liste, damit Ihr Sauna-Wellnesstag auch wirklich zu einem vollen Erfolg wird.

Gute Planung ist wichtig

▶ **Dringendes erledigen**
Unerledigte Dinge ziehen Kraft und wirken wie Ballast, den Sie von Tag zu Tag schwerer mit sich herumschleppen. Also weg damit! Erledigen Sie anstehende Dinge wenn möglich sofort. Umso befreiter und entspannter wird Ihr Wellnesstag.

▶ **Besorgungen machen**
Kaufen Sie alles ein, was Ihnen noch für einen perfekten Sauna-Wellnesstag fehlt (Anregungen finden Sie auf Seite 88).

▶ **Wohnung aufräumen**
Sorgen Sie dafür, dass die eigenen vier Wände ein Ort der Ruhe, der Kraft und der Geborgenheit sind. Schaffen Sie Ordnung und reinigen Sie die Atmosphäre, indem Sie ausreichend lüften.

▶ **Telefonstecker ziehen**
Nehmen Sie sich einen Tag Urlaub von der Welt. Stellen Sie sich vor, Sie befänden sich auf einer sonnigen Wiese an einem See: Kein Fax, kein Telefon und kein Computer! Niemand, der irgendetwas von Ihnen will. Sie genießen, wonach Sie sich sehnen: Freiheit und Ruhe.

Einmal unerreichbar sein

▶ **Positiv denken**
Negative Gedanken, Ängste und Sorgen habcn in Ihrem Kopf nichts verloren. Denken Sie einfach an alles, von dem Sie wissen, dass es Ihnen gut tut.

Der Abend davor

Verzichten Sie auf Alkohol und stressige Aktivitäten. Gehen Sie stattdessen lieber früh zu Bett und stellen Sie sicher, dass Ihrem Sauna-Wellnesstag nichts im Wege steht – am wenigsten Sie selbst. Geben Sie Ihrem »inneren Schweinehund«, der Sie dazu überreden möchte, den Tag lieber faul im Bett zu verbringen, keine Chance. Wappnen Sie sich mit gezielten Suggestionen, um sich zu motivieren. Am besten eignen sich dazu die Minuten vor dem Einschlafen, denn in dieser Phase ist Ihr Unterbewusstsein besonders empfänglich.

Sich selbst überlisten

Mental-Betthupferl

Es ist Ihr Tag. Sie haben ein Recht darauf, es sich gut gehen zu lassen. Was ist das Schönste, das Sie für Ihren Wellnesstag erwarten? Entspannung, Erholung, Ruhe oder schönes Aussehen? Stellen Sie sich dazu die entsprechenden Situationen vor.
▶ Spüren Sie, wie Ruhe und wohlige Wärme Ihren Körper und Ihren Geist erfüllen.
▶ Hören Sie im Geiste das Rauschen des Wassers oder eine sanfte Entspannungsmusik.
▶ Lassen Sie Ihren Erholungstag in allen erdenklichen Farben vorüberziehen.

Vorfreude genießen

▶ Stellen Sie sich vor, wie Sie voller Elan und Freude die Sauna aufsuchen.
▶ Denken Sie daran, wie die Wärme Sie wie ein helles, angenehmes Licht durchflutet.
▶ Ihre Haut fühlt sich weich und geschmeidig an.
▶ Stellen Sie sich vor, wie Sie verjüngt und schön vor dem Spiegel stehen.
▶ Merkspruch: *»Von wohliger Wärme umhüllt, vom warmen Licht erfüllt, freue ich mich auf den morgigen Tag.«*

Stellen Sie sich mental auf den kommenden Tag ein!

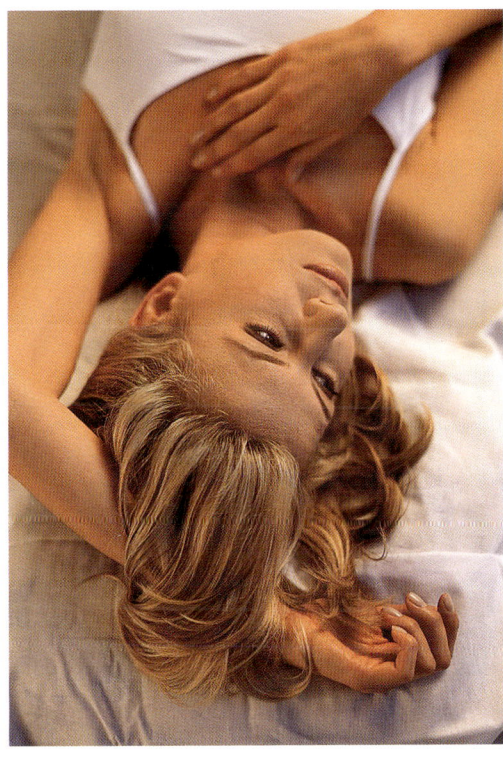

Und los geht's

Sie sind hoch motiviert, nehmen eine heiße Dusche, kuscheln sich in frisch duftende, bequeme Freizeitkleidung und spüren, dass dies ein besonderer Tag ist. Sie erkennen ihn am flackernden Kerzenschein auf dem Frühstückstisch, an dem bunten Blumenstrauß oder an der brennenden Duftlampe, die wohlriechende Aromen ätherischer Öle wie Zitrone, Jasmin oder Lemongrass verströmt.

Zum Frühstück gibt es eine gesunde Leckerei, die nicht dick macht.

TIPP!
Meeresdusche für zu Hause

Ein Duschkopf mit eingelegten Meerestabs (erhältlich in gut sortierten Parfümerien) versprüht feinsten Nebel. Er verwöhnt Ihren Körper mit Spurenelementen und versorgt die Luft mit energiegeladenen Sauerstoffteilchen. Wenn Sie unter der laufenden Dusche stehen und die Augen schließen, fühlen Sie sich wie am Meer.

Morgens: Sunrise-Frühstück

Dinkelbrot mit Lachsschinken und Tomaten-Kräuterquark

1 Lauchzwiebel · 2 EL Kräuterquark · 2 Spritzer Zitronensaft · Salz · Pfeffer · 5 Schnittlauchhalme · 1 kleine Tomate · 1 Scheibe Dinkelbrot · 2 Scheiben Lachsschinken

1 Von der Lauchzwiebel das Ende abschneiden, längs halbieren, in Scheibchen schneiden. In den Kräuterquark geben. Mit Zitronensaft, etwas Salz und Pfeffer würzen.

Vollwertige Alternative zum Marmeladebrot

2 Schnittlauch in Röllchen schneiden, Tomate vierteln.
3 Dinkelbrot halbieren. Eine Hälfte mit Kräuterquark bestreichen, mit Schnittlauch und Tomate garnieren. Die andere Hälfte mit Lachsschinken belegen.

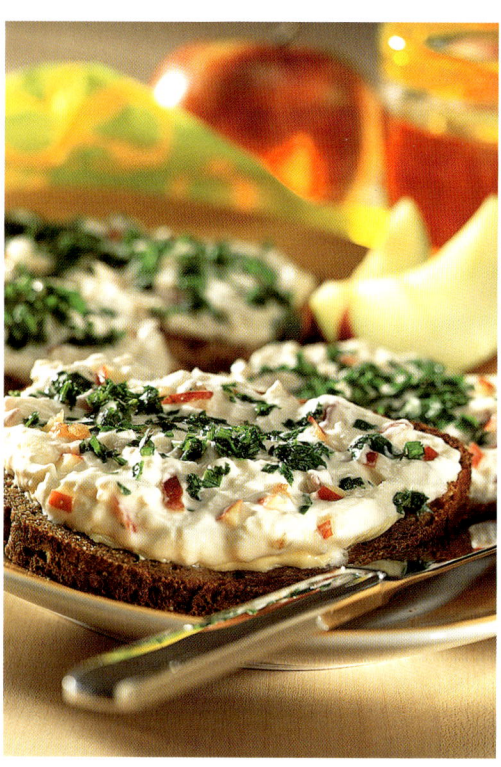

Fitmacher für Morgen-muffel

Steckt Ihnen die Müdigkeit noch in den Knochen? Dann rein in die Turnschuhe und raus an die frische Luft! Das klingt zwar rüde, aber Bewegung ist das Lebenselixier Ihres Körpers. Sie macht fit, gesund und zufrieden. Der Körper verbrennt lästige Fettpölsterchen und schüttet Endorphine aus, das sind körpereigene Glücksbotenstoffe. Ihr Kreislauf wird angeregt und die Müdigkeit verfliegt.

Bewegung macht munter

Exotischer Energie-Drink

2/3 Noni-Saft pur · 1/6 roter Traubensaft · 1/6 Holundersaft · 1 Spritzer Zitronensaft · 1 Limettenscheibe
1 Alle Zutaten in einen Shaker füllen und gut durchschütteln.
2 Den fertigen Drink in ein Cocktailglas geben und mit einer Limettenscheibe garnieren.

TIPP!
Hätten Sie das gedacht?

Wenn Sie sich beim Sport zu sehr anstrengen, verbrennt Ihr Körper kein Fett, sondern lediglich Kohlenhydrate. Optimal ist deshalb leichtes Ausdauertraining wie Joggen, Walken oder Inline-Skaten. Der Puls sollte dabei maximal bei 130 pro Minute liegen.

Noni – indischer Maulbeerstrauch

Die Noni-Frucht gehört zu den 24 Kanupflanzen, die vor mehr als 1500 Jahren von Siedlern in Auslegerbooten nach Hawaii gebracht worden sind. Sie gilt als eine der wirksamsten Heilpflanzen der Welt.

Gesundheit pur

Zwischenmahlzeit: Paradise-Ship

Gefüllte Ananas mit Früchten und Walnussquark

1 Babyananas · 1 Kiwi · 1 kleine Banane · 2 Spritzer Zitronensaft · 2 EL geriebene Walnüsse · 3 EL Magerquark · etwas Honig
1 Ananas längs halbieren und aushöhlen.
2 Ananasfleisch, Kiwi und Banane würfeln, mit Zitronensaft beträufeln und in die ausgehöhlte Ananas füllen.
3 Geriebene Walnüsse mit dem Quark gut verrühren und nach Belieben mit etwas Honig süßen.
4 Walnussquark auf die Ananas geben und kalt genießen.

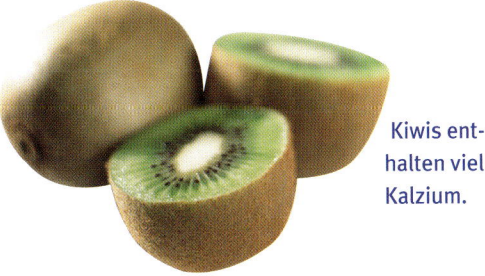

Kiwis enthalten viel Kalzium.

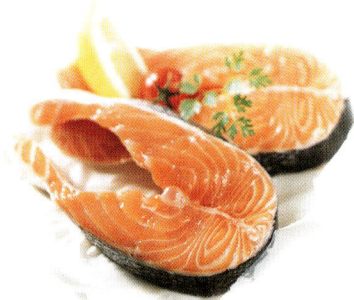

Mittags: Meereszauber

Lachssteak in Weißweinsoße mit gebratenen Egerlingen

5 Stück Egerlinge · $^1/_2$ Zwiebel · 2 Stängel Petersilie · 1 Knoblauchzehe · Olivenöl · 1 Zitrone · Salz · Pfeffer · 1 Lachssteak (125g) · 1/8 l Weißwein · mittelscharfer Senf · gekörnte Gemüsebrühe · 1 TL Butter

1 Egerlinge mit einem Pinsel säubern, Stielenden kürzen, Zwiebel vierteln, Petersilie grob hacken.

2 Zwiebeln, Egerlinge, Knoblauchzehe (ungeschält) in Olivenöl braun braten. Zuletzt mit Zitronensaft, Salz, Pfeffer und Petersilie würzen.

Lachs ist reich an wertvollen Omega-3-Fettsäuren

3 Lachssteak mit Zitrone beträufeln, 10 Minuten ziehen lassen. In Olivenöl leicht anbraten, gelegentlich mit heißem Olivenöl übergießen.

4 Weißwein zugeben, mit Senf, Salz, Pfeffer und Brühe abschmecken, Butterwürfel hinzufügen, einreduzieren lassen.

Schönheitspflege rund um die Sauna

Bereits das pure Saunabaden, regelmäßig genossen, wirkt wie ein Verjüngungselixier. Doch darüber hinaus lässt sich die positive Wirkung der Sauna auf Haut und Schönheit noch erheblich steigern. Zusätzliche Gesichts- und Körperpflege machen Ihren Sauna-Wellnesstag zu einem echten Beauty-Event.

Schönheit gezielt pflegen

Extras für Ihren Sauna-Wellnesstag

▶ **Bodypflege:** Körperbürste mit Schlaufe oder Stiel für die Trockenbürstenmassage, natürliche Peelings, ätherische Körperöle oder Meereskosmetik

▶ **Gesichtspflege:** Peelings, Nährmasken, Lotionen, Cremes oder Gesichtsöle

▶ **Haarpflege:** Sanftes Shampoo und Pflegepackung

▶ **Nützliches:** Haarband, 3 Handtücher, Bademantel, Diskman mit CDs zum Entspannen

Vor dem ersten Saunagang: Körperpeeling

Wie gesagt, nicht nur die Haut der Schlangen erneuert sich regelmäßig, sondern auch die von uns Menschen. Um Ihre Haut von abgestorbenen Hautschüppchen zu befreien und den Erneuerungsprozess der Zellen zu fördern, sollten Sie ein- bis zweimal pro Woche sanft peelen. Für das Saunabaden ist ein Body-Peeling geradezu ideal: Es strafft das Bindegewebe, stimuliert die Durchblutung und den gesamten Hautstoffwechsel. Die Poren öffnen sich und Giftstoffe können in der Sauna verstärkt ausgeschwemmt werden.

Stoffwechselrückstände werden ausgeschieden

Meersalzpeeling

Das Besondere: Es nährt Ihren Körper mit Mineralien. Darüber hinaus strafft es die Hautstruktur, weil das Salz dem Bindegewebe Wasser entzieht, das an der Hautoberfläche als Feuchtigkeit gebunden ist. Die Folge: Ihre Haut wird prall und straff.

Intensiver schwitzen nach Meersalz-Peeling

▶ Vermischen Sie 4 EL Meersalz mit 5-6 EL Hautfunktionsöl zu einer Paste.
▶ Reiben Sie Ihren Körper sanft damit ein und lassen Sie das Ganze 2-3 Minuten einwirken.
▶ Anschließend spülen Sie das Meersalz mit lauwarmem Wasser gründlich ab.

Orientalisches Rhassoul-Peeling

Rhassoul ist eine Tonerde vom Atlasgebirge in Marokko (siehe Seite 19). Genauso gut können Sie aber auch Heilerde zur äuße-

ren Anwendung (erhältlich in Drogeriemärkten und in der Apotheke) benutzen.
Das Besondere: Die Erde wirkt entzündungshemmend und entgiftend. Sie bindet Staub, Schlacken und überschüssigen Talg, ohne die Haut dabei zu entfetten oder ihren Säureschutzmantel anzugreifen. Heilerde ist sehr gut geeignet bei fettiger Haut. Hierzu eignet sich die Heilerde mit mittlerer Korngröße zur äußeren Anwendung.
▶ Verrühren Sie 6 EL Heilerde mit 10 EL Wasser.
▶ Verteilen Sie das Gemisch auf Ihrem Körper und massieren Sie es sanft in die Haut ein.
▶ Lassen Sie es kurz antrocknen und spülen Sie es anschließend mit warmem Wasser ab.

Heilerde ist preiswert und sehr wirkungsvoll

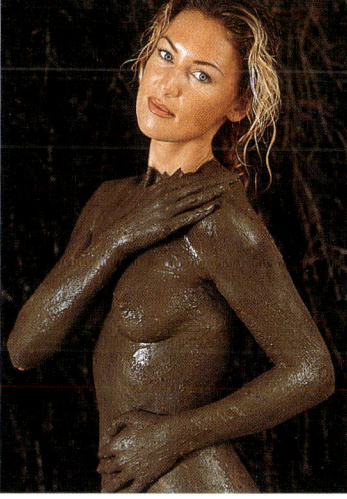

Gönnen Sie sich von Zeit zu Zeit ein Ganzkörperpeeling mit Tonerde.

Indisches Seidenpeeling

Seide schmeichelt Ihrer Haut

Das Peeling mit einem Handschuh aus Rohseide eignet sich für empfindliche Haut. Es ist fester Bestandteil der indischen Gesundheitslehre, dem Ayurveda.

▶ Massieren Sie vor der Reinigungsdusche die trockene Haut immer zum Herzen hin.

▶ Beginnen Sie mit dem linken Fuß. Machen Sie lange Streichbewegungen: Zuerst auf der Innenseite, dann auf der Außenseite. Anschließend machen Sie dasselbe mit dem rechten Fuß. Es folgen Bauch, Po und Rücken.

▶ Massieren Sie Bauch, Po und Gelenke mit kreisenden Bewegungen. Danach folgen Hals, Schultern, Dekolleté und Busen.

▶ Zum Schluss massieren Sie die Arme: Zuerst den rechten von den Fingerspitzen bis zur Schulter, dann den linken ebenso.

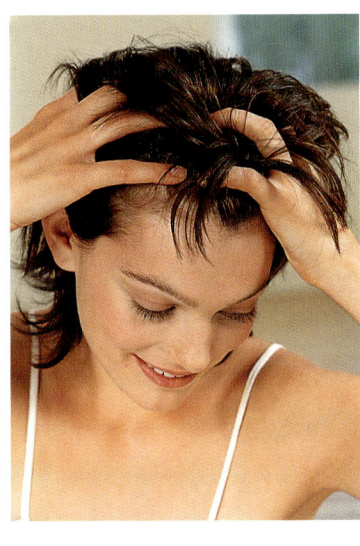

Auch die Haare wollen verwöhnt werden.

▶ Massieren Sie das Öl ausgiebig in Kopfhaut und Haare ein.

▶ Schlingen Sie ein dünnes Handtuch in Form eines Turbans um den Kopf.

▶ Lassen Sie die Pflegekur während der ganzen Zeit in der Schwitzkabine einwirken.

▶ Befreien Sie Ihre Haare anschließend mit einem milden Shampoo von dem Öl.

In der Sauna: Öl-Haarkur

Die Wärme regt die Durchblutung der Kopfhaut an. Pflegesubstanzen dringen tiefer in die Haarwurzeln ein und entfalten **Wichtig!** ihre volle Wirkung. Der beste Zeitpunkt für Ihre Haarpackung ist der letzte Schwitzgang.

▶ Vermischen Sie 3–5 EL Weizenkeim-, Oliven- oder Klettenwurzelöl mit dem Saft einer unbehandelten Zitrone.

Nach dem letzten Saunagang: Hautpflege pur

Da die oberste Hornschicht durch das Saunabaden aufgeweicht ist, können Hautpflegestoffe jetzt besonders tief in die Hautzellen eindringen. Und weil die Haut sich nicht nur von innen, sondern auch von außen ernährt, eignen sich zur äußeren Anwendung am besten chemiefreie Naturkosmetik oder reine ätherische Öle. Sie spenden auf natürliche Weise Feuchtigkeit, liefern wertvolle Nährstoffe und sind so fein, dass sie ganz in die Haut eindringen und somit Ihre Zellen verjüngen.

Heilerde-Maske

Machen Sie es wie die Franzosen! In Frankreich ist Heilerde ein Geheimtipp für straffe, reine Haut. Sie saugt Giftstoffe, Bakterien, Staub und überschüssigen Talg auf. Gleichzeitig verwöhnt sie die Haut mit Mineralstoffen und Spurenelementen, die das Bindegewebe regenerieren und die Haut bis in die untersten Schichten straffen. Heilerde dient aber auch der Tiefenreinigung und ist zudem eine einfache, preisgünstige und ideale Lösung bei Hautproblemen aller Art.

> Mischen Sie 3 EL Heilerde zur äußeren Anwendung mit 2 Tropfen Distelöl.

> Lassen Sie die Maske 10 Minuten quellen.

> Verteilen Sie die Maske auf dem Gesicht, aber sparen Sie dabei Mund und Augenpartie aus.

> Lassen Sie die Maske 5–10 Minuten einwirken.

> Spülen Sie die Maske anschließend mit lauwarmem Wasser ab.

Heilerde ist reich an Mineralstoffen und Spurenelementen

Aloe-Vera-Maske

Aloe Vera ist eine Wüstenpflanze, die der Agave ähnlich ist. Wissenschaftliche Studien haben gezeigt, dass sie eine antibakterielle Wirkung hat und die Bildung neuer Hautzellen fördert. Sie ist wie ein natürlicher Feuchtigkeitsspender und macht die Haut weich und geschmeidig. Sie können Aloe Vera als zehnfach konzentrierte Flüssigkeit oder als Trockenpulver kaufen.

> Mischen Sie 3–4 Tropfen Aloe Vera flüssig mit 2 TL Olivenöl und 1 Eigelb.

> Tragen Sie die Maske auf Ihre trockene Haut auf und lassen Sie sie 15 Minuten einwirken.

> Dann entfernen Sie die Maske mit lauwarmem Wasser.

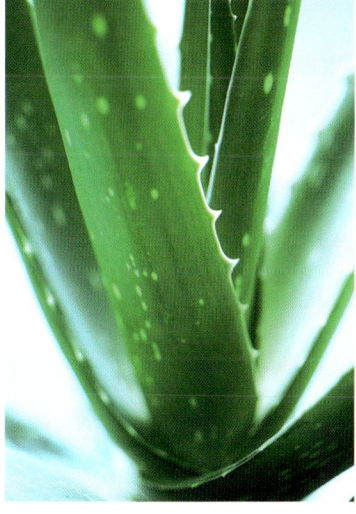

Aloe Vera soll schon Kleopatra schönen Dienst erwiesen haben.

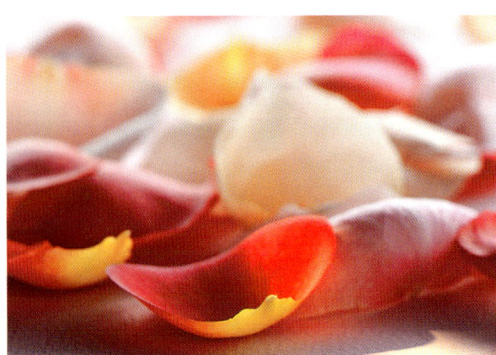

Gesichtsölmischung für trockene Haut

▶ Mischen Sie 30 Gramm Sesamöl mit 10 Tropfen Geraniöl, 5 Tropfen Neroliöl und 4 Tropfen Zitronenöl.

▶ Füllen Sie das Öl in eine dunkle Flasche mit Tropfenzähler und verwenden Sie es wie unter »sensible Haut« beschrieben.

Reines Rosenöl ist besonders wertvoll und kostbar.

Gesichtsölmischung für sensible Haut

▶ Mischen Sie 30 Gramm Mandelöl mit je 8 Tropfen Sandelholz- und Rosenöl.

▶ Füllen Sie das Öl in eine dunkle Flasche mit Tropfenzähler.

▶ Geben Sie 2–3 Tropfen Gesichtsöl in Ihre hohle Hand und vermischen Sie es mit der gleichen Menge Wasser.

▶ Massieren Sie das Öl etwa eine Minute in die noch nasse Haut von Gesicht und Hals ein.

Körperölmischung für trockene und empfindliche Haut

▶ Mischen Sie 30 Gramm Mandelöl mit 8 Tropfen Neroliöl und 5 Tropfen wilde Rose.

▶ Füllen Sie die fertige Ölmischung in eine dunkle Flasche mit Tropfenzähler.

▶ Tragen Sie das Körperöl auf die noch nasse Haut auf und massieren Sie es so lange ein, bis es von der Haut vollkommen aufgesogen ist.

Rose ist die Königin der Düfte

Gesichtsölmischung für fettige Haut

Nicht nur wegen seines Duftes beliebt – der Lavendel

▶ Mischen Sie 30 Gramm Sonnenblumenöl mit 9 Tropfen Lavendelöl und je 5 Tropfen Bergamotte- und Muskatellersalbeiöl.

▶ Füllen Sie das Öl in ein dunkles Fläschchen mit Tropfenzähler und verwenden Sie es wie oben beschrieben.

WICHTIG

Ätherische Öle niemals pur!

Reine ätherische Öle sind in der Konzentration zu intensiv, um sie direkt auf die Haut aufzutragen. Verdünnen Sie sie deshalb mit einem pflanzlichen Trägeröl. Dazu mischen Sie maximal 20 Tropfen ätherisches Öl mit 50 Milliliter Trägeröl (siehe rechts).

DIE PASSENDEN ÖLE FÜR JEDEN HAUTTYP

	TROCKENE HAUT	EMPFINDLICHE HAUT	FETTIGE HAUT
ÄTHERISCHE ÖLE	➤ Champaca	➤ Kampfer	➤ Bergamotte
	➤ Geranie	➤ Koriander	➤ Eukalyptus
	➤ Ingwer	➤ Kumin	➤ Gewürznelke
	➤ Jasmin	➤ Minze	➤ Kampfer
	➤ Kardamom	➤ Sandelholz	➤ Lavendel
	➤ Muskat	➤ Weiße Rose (Rosa alba)	➤ Patchouli
	➤ Neroli	➤ Ylang-Ylang	
	➤ Rote Rose		
	➤ Rotes Sandelholz		
	➤ Safran		
	➤ Vanille		
	➤ Zitrone		
TRÄGERÖLE	➤ Avocadoöl	➤ Aprikosenkernöl	➤ Aprikosenkernöl
	➤ Erdnussöl	➤ Kokosnussöl	➤ Distelöl
	➤ Mandelöl	➤ Mandelöl	➤ Mandelöl
	➤ Olivenöl	➤ Olivenöl	➤ Maisöl
	➤ Rizinusöl	➤ Sonnenblumenöl	➤ Rapsöl
	➤ Schwarzes Sesamöl		➤ Senföl
	➤ Sesamöl		➤ Traubenkernöl
	➤ Walnussöl		

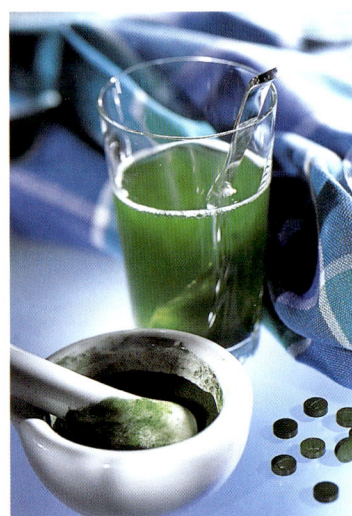

Algen haben es in sich; sie enthalten viele wertvolle Inhaltsstoffe.

Algenkosmetik: Gesunde Schönheit aus dem Meer

Meersalz, Plankton, Algen und Schlamm sind eine wahre Quelle der Schönheit.

Vor allem Algen sind reich an Mineralstoffen, Vitaminen und Aminosäuren. In Japan genießt man sie als proteinreiches Nahrungsmittel, und in der Beauty-Industrie gelten sie noch immer als Geheimtipp. Sie können Algen in Reformhäusern und in Asienläden als Frischalgen, Flüssigextrakt oder in Pulverform kaufen.

Cellulite-Algen-Packung

Cellulite ist der Intimfeind einer schönen Figur. Mit Algen können Sie der Bildung von Orangenhaut

entgegenwirken. Sie enthalten festigende Aminosäuren, entwässerndes Kalium und Jod. Die Zuckerverbindungen speichern Feuchtigkeit in der Haut und glätten die Oberfläche.

▶ Mischen Sie Meeresschlamm oder Meeressedimente mit Algenpulver oder -saft (siehe Dosierungsangabe auf der Packungsbeilage).

▶ Bestreichen Sie die trockene Haut mit der Algen-Packung.

▶ Lassen Sie sie 20 Minuten einwirken und spülen Sie sie anschließend mit reichlich lauwarmem Wasser ab.

▶ Reiben Sie die Problemzonen Po, Bauch und Oberschenkel mit einer breiigen Masse aus Algenpulver ein und wickeln Sie Plastikfolie darum. Einwirkzeit: 45 Minuten, dreimal wöchentlich anwenden.

Orangenhaut vorbeugen

Meeres-Shampoo

Sie haben dünnes, feines Haar? Dann versuchen Sie es doch mal mit Shampoos, die Meeresmineralien enthalten. Sie polstern den Haarschaft mit Feuchtigkeit und sorgen für extra viel Volumen. Mikrofeines Muschelpulver und Proteine heften sich an die Außenstruktur der Haare. Sie halten sie auf Abstand und lassen Ihre Haarpracht doppelt so stark erscheinen wie zuvor.

Mehr Volumen für feines Haar

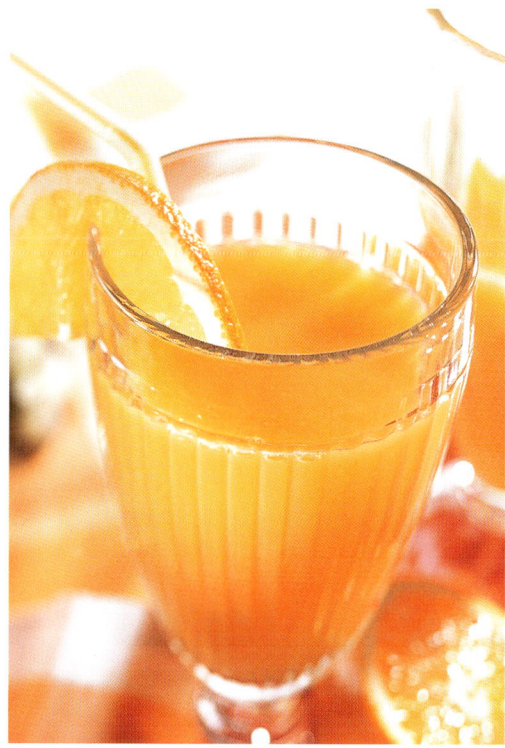

Abends:
Sizilianische Pasta

Bandnudeln mit Putensticks und Tomatenwürfeln

100 g grüne Bandnudeln · 3 reife Tomaten · 1 Knoblauchzehe · 4 EL Olivenöl · 2 Schuss trockenen Weißwein · 1 TL Sojasoße · Salz · Pfeffer · 1 kleines Putenschnitzel · etwas Mehl · etwas Zitronensaft · 2 Stängel Petersilie

1 Bandnudeln in Salzwasser bissfest garen.

2 Tomaten vierteln, entkernen, und würfeln. Tomatenwürfel und Knoblauchzehe in Olivenöl anbraten. Weißwein und Sojasoße hinzufügen. Mit Salz, Pfeffer und Weißwein abschmecken.

3 Putenschnitzel in Streifen schneiden, in Mehl wenden und gut abklopfen. In Olivenöl kurz goldgelb braten. Mit Zitrone beträufeln, Petersilie dazugeben, mit Salz und Pfeffer würzen.

4 Bandnudeln in der Mitte des Tellers anrichten. Tomatenwürfel rundherum garnieren, Putensticks darüber legen.

Gesund schlemmen

Tomaten beugen zahlreichen Zivilisationskrankheiten vor.

Ein erfrischender Drink rundet den Tag gut ab.

Zum Ausklang

Lassen Sie Ihren Sauna-Wellnesstag ruhig und stimmungsvoll ausklingen. Tun Sie es den Finnen gleich und trinken Sie auf die Freuden der Sauna. Mineralwasser ohne Kohlensäure, Gesundheitsdrinks aus Obst, Gemüse und Heilkräutern sind ideale Durstlöscher. Zum krönenden Abschluss dieses besonderen Tages gönnen Sie sich eine schnell zubereitete kulinarische Attraktion.

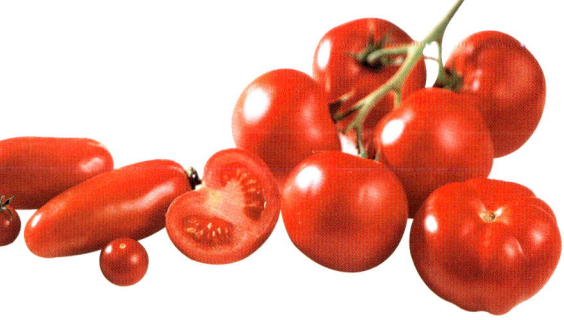

Entschlacken mit Sauna, Saft & Tee

Sie fühlen sich müde, schlapp, lustlos und irgendwie nicht wohl in Ihrer Haut? Wenn Sie neue Energien tanken, Ihren Körper von krankmachendem Ballast befreien und wieder gestärkt in den Alltag zurückkehren wollen, dann ist eine Entschlackungskur mit Sauna, Saft und Tee genau das Richtige! Auf den folgenden Seiten erfahren Sie, wie Sie sich innerhalb von fünf Tagen mit Hilfe der Sauna innerlich entgiften und dabei noch lästige Pfunde loswerden können. Zusätzlich lesen Sie viel Wissenswertes über die entschlackende Wirkung bestimmter Lebensmittel und wie es Ihnen gelingt, Ihren Verschlackungspegel auch im Alltag möglichst niedrig zu halten. Die beste Zeit für Entschlackungstage sind die gemäßigten Jahreszeiten: Frühling und Herbst.

Runder-neuerung in fünf Tagen

Entschlacken, was ist das?

Im Kapitel »Den Körper entgiften« haben Sie alles Wichtige erfahren über den Säurestoffwechsel, seine negativen Auswirkungen auf Ihren Organismus und wie Sie mit Hilfe der Sauna gegensteuern können. Hier noch einmal eine Zusammenfassung.

Basen contra Säuren

Nicht alles, was gut schmeckt, ist auch gesund – zum Beispiel: Kaffee. Wer täglich mehr als drei Tassen von dem Muntermacher trinkt, muss mit schädlichen Auswirkungen rechnen: Der Säure-Basenhaushalt ist gestört und der Körper übersäuert. Nun trifft das nicht nur auf den Kaffee zu, sondern auf sehr viele Genussmittel wie Alkohol, Zigaretten und sämtliche Lebensmittel, die reichlich raffinierten Zucker enthalten. Dazu kommen Nahrungsmittel, die besonders stark säuern wie Fleisch und Wurst. All das macht »sauer« und auf die Dauer krank. In seinem Bestreben die schädlichen Säuren abzubauen, opfert unser Körper wertvolle Mineralien. Damit kann er die Säuren chemisch binden und neutralisieren. Dabei entstehen Salze, die als Schlacken bezeichnet werden. Diese Salze haben im Grunde die gleichen negativen Auswirkungen für Ihren Organismus wie die Säuren selbst.

Vorsicht mit Genuss-mitteln!

Nicht zu viel Fleisch und Wurst

Entschlackungskur

Eine Entschlackungskur besteht aus einer basenhaltigen Ernährung und reichlich Flüssigkeit. So werden die Schlacken gelöst und der Körper entsäuert.

Schlacken lösen

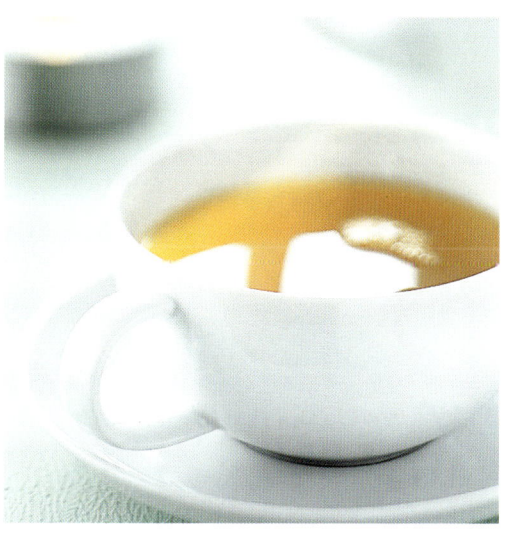

Viel Tee trinken!

Tee ist basisch, weil er viele Mineralstoffe enthält: 300 Milligramm pro Tasse. Vor allem unfermentierter grüner Tee ist der ideale Schlackenlöser, da er zudem die Eigenschaft besitzt, freie Radikale abzufangen.

Freigesetzte Säuren und Gifte neutralisieren

Um Gifte abzubauen, braucht der Körper reichlich Mineralstoffe und Vitamine, die von außen zugeführt werden müssen – am besten durch eine vollwertige, ballaststoffreiche und basenhaltige Ernährung (siehe Seite 103).

Schlacken ausschwemmen

Dazu eignet sich am besten stilles Wasser. Ein Mineralwasser mit Kohlensäure ist ungeeignet.
Um die Ausscheidungsorgane Leber, Darm, Nieren und Haut in ihrer Entschlackungsarbeit zu unterstützen, sind Saunabäder bestens geeignet.

Abnehmen ganz nebenbei

Die Entsäuerungs- und Entschlackungskur ist in erster Linie dafür gedacht, dass Sie fit und gesund bleiben. Auch chronische Wehwehchen können Sie auf diese Weise loswerden. Und so ganz nebenbei nehmen Sie auch noch das eine oder andere Kilo ab. Deshalb ist es nicht nötig, dass Sie während Ihrer Entschlackungswoche Kalorien zählen. Die Entsäuerungskur mit Tees und Sauna soll Ihnen schließlich Spaß machen. Sie ist nicht als strenge Diät gedacht – im Gegenteil: Sie dürfen im Prinzip essen, was Ihnen schmeckt. Das Einzige, worauf Sie achten müssen, ist eine möglichst basenhaltige Kost mit reichlich Obst und Gemüse.

Tee ist nicht nur gesund, er löscht auch den Durst und schmeckt.

Abnehmen ohne lästiges Kalorienzählen

Kräutertees

Die Highlights der Entschlackungskur sind die Kräutertees: fertige Mischungen, die auf bestimmte Organe und die jeweilige Tageszeit abgestimmt sind. Aber denken Sie bitte daran: Kräutertees sind Medizin! Deshalb ist es ratsam, sich an die angegebene Dosis zu halten. Auf diese Weise vermeiden Sie unangenehme Nebenwirkungen wie Durchfall oder Blähungen. Ist Ihnen der empfohlene Leber-Galle-Tee zu bitter, verdünnen Sie ihn nach Ihrem Geschmack oder lassen ihn einfach ganz weg. Sie können auch einen Blutentsäuerungstee trinken, der schmeckt weniger bitter. Probieren Sie aus, was Ihnen lieber ist.

Nicht vergessen: Kräutertees sind Heilmittel!

TIPP!

Fertige Teemischungen

Die empfohlenen Tees sind Fertigmischungen von der Firma Salus. Sie werden in Reformhäusern, Naturkostläden oder in der Apotheke angeboten. Sie können sich die Mischungen aber auch vom Apotheker nach Rezeptur eines Heilpraktikers zusammenstellen lassen. Zum Entsäuern eignet sich neben dem grünen Tee auch Vollmers grüner Hafertee.
Anwendung: Den Teebeutel oder Aufguss 10 Minuten ziehen lassen. Trinken Sie täglich zwei Tassen von dem Tee.

Basenpräparate

Um die Säuren zu binden, braucht Ihr Körper Neutralisierungsmittel. Dazu eignen sich Mineralstoffpräparate in einer ausgewogenen Zusammenstellung. Fragen Sie Ihren Arzt nach dem geeigneten Präparat. Es gibt Mittel, die die Körperzellen und das Blut lediglich entsäuern. Daneben werden auch Produkte angeboten, die die Säureproduktion im Magen regulieren und nicht nur als Säureblocker wirken.

Das richtige Präparat wählen

Stille Wasser

Immer müde? Könnte es sein, dass Sie zu wenig trinken? Die Fließeigenschaft des Blutes verschlechtert sich, wenn es eindickt und nicht mehr genügend Sauerstoff transportiert. Trinken Sie daher viel stilles Mineralwasser, das hypoton ist. Das heißt, es enthält weniger Mineralstoffe als menschliches Blut und wird deshalb vom Organismus leichter »verdaut«. Sie können aber auch Leitungswasser trinken, das in Deutschland in der Regel einwandfrei ist. Ein stilles Wasser sollte mindestens 600 Milligramm Hydrogenkarbonat pro Liter und hohe Anteile an Kalzium, Kalium, Natrium und Magnesium aufweisen, dagegen aber wenig Chlorid enthalten.

Mindestens zwei Liter täglich

Basisch sind unter anderem:
- Bad Wild Hellenen Quelle
- St. Gero
- Fachingen
- Heppinger
- Gerolsteiner
- Reginaris
- Apollinaris
- Adelholzener

Basische Fertiggerichte
- Erbsen- und Linseneintopf
- Grünkohl
- Bohneneintopf mit weißen Bohnen
- Pichelsteiner
- Spaghetti mit Tomatensauce
- Nudelsuppe
- Kartoffelsuppe
- Nudelsalat
- gefüllte Paprika
- Minestrone
- Krautsalat

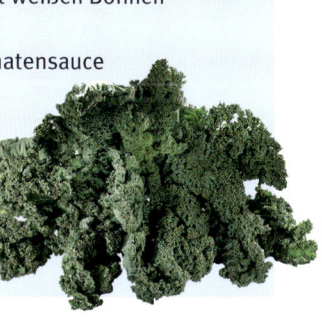

Fruchtsäfte

Am gesündesten sind selbst ge-
presste Fruchtsäfte. Noch besser,
Sie legen sich eine riesige Schale
mit vielen köstlichen Obstsorten
zu und essen den ganzen Tag davon. Sollten Sie dennoch zu fertigen Fruchtsäften greifen, verdünnen Sie diese mit stillem Mineralwasser. Viele Fruchtsäfte oder
Fruchtsaftgetränke aus dem Su-
permarkt sind die reinsten
Zuckerbomben. Und Vorsicht:
Fruchtsäfte, in größeren Mengen
genossen, wirken abführend.

Die richtige Mischung bringt's: $^1/_3$ Fruchtsaft, $^2/_3$ Wasser

Gemüsesäfte

Steigen Sie um auf Tomaten-,
Rote-Bete- oder Karottensaft!
Gemüsesäfte enthalten weitaus
mehr Nährstoffe als Fruchtsäfte.
Außerdem sind sie bekömmli-
cher. Mischgetränke, auch als
»Gemüsetrunk« bezeichnet, ver-
sprechen viel, enthalten aber wenig Gemüseanteile, dafür aber
umso mehr salzhaltiges Wasser.

*Frische Gemüse-
säfte trinken*

Basenarme Kost

Manchmal reicht die Zeit nicht
für aufwändige Mahlzeiten, dann
müssen Fertiggerichte auf den
Tisch – am besten solche, die wenig Säuren enthalten.

Fit und schlank in fünf Tagen

Eine Kur über fünf Tage ist das
Mindeste, was Sie an Zeit auf-
bringen müssen, um Ihren Körper zu entschlacken. Es liegt an
Ihnen, ob Sie daraus eine zwei-
oder vierwöchige Kur machen.
Das hängt auch davon ab, wie
viel Sie abnehmen möchten. Darüber hinaus ist die Fünf-Tage-
Kur zunächst als Einstimmung
auf eine gesunde, säurearme
Ernährung gedacht.

Das macht Lust auf mehr

Was Ihnen die Kur bringt

Mit der Entschlackungskur können Sie alle positiven Eigenschaften und Wirkungen des Saunabadens verstärken. Sie fühlen sich hinterher frisch und vital. Auch Ihre Leistungsfähigkeit nimmt deutlich zu. Außerdem beugen Sie sämtlichen Erkrankungen vor, die aus einem überhöhten Säurespiegel im Körper resultieren (siehe Seite 103). Ein deutliches Anzeichen für die Notwendigkeit einer solchen Kur ist auch Ihre Stimmungslage: Denn Säuren machen bekanntlich aggressiv und unzufrieden. Wenn der Säurepegel dagegen wieder sinkt, werden Sie von einer sanften Gleichmut und einem positiven Lebensgefühl erfüllt sein.

Bei frischem Obst und Gemüse dürfen Sie richtig zugreifen.

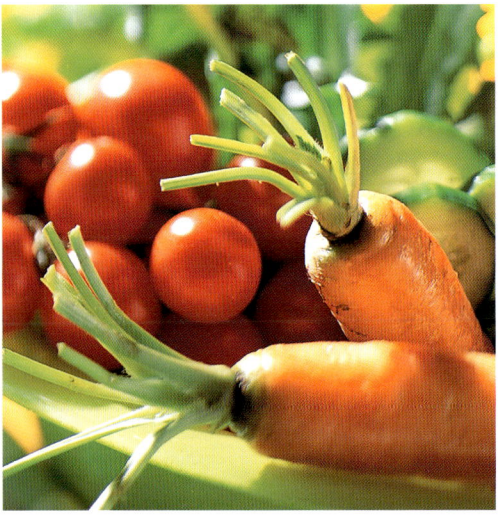

Ihr Körper wird sensibilisiert

Die Fünf-Tage-Kur ist keine Diät! Wählen Sie aus den folgenden Vorschlägen aus, was Ihnen gefällt. Alles, was schmeckt und Ihnen gut tut, ist in Ordnung. Sie werden sich schnell an die veränderte Ernährung gewöhnt haben und mit Vergnügen essen. Und schon bald wird Ihr Körper ohne die heftigen Säurebildner auskommen und diese nicht einmal mehr vermissen.

Das Wichtigste vorweg

▶ Verzichten Sie auf Kaffee, Alkohol und möglichst auf Nikotin.
▶ Ernähren Sie sich basisch: Obst, frisches Gemüse, Kräuter und Knollen, Hülsenfrüchte, Samen, Nüsse, Getreide- und Vollkornprodukte können Sie essen so viel Sie möchten. Mit Fleisch und Wurst sollten Sie sehr zurückhaltend sein. Fisch gibt es einmal in der Woche.
▶ Verschaffen Sie sich Bewegung an der frischen Luft. 30 bis 60 Minuten tägliches Ausdauertraining sind optimal. Sind Sie untrainiert? Dann beginnen Sie mit Walking, dem schnellen Gehen. Das ist gesünder als Joggen.
▶ Trinken Sie täglich drei bis vier Liter: Kräutertees, stilles Wasser, Gemüse- und Obstsäfte mit Wasser verdünnt.

Bewegung gehört dazu

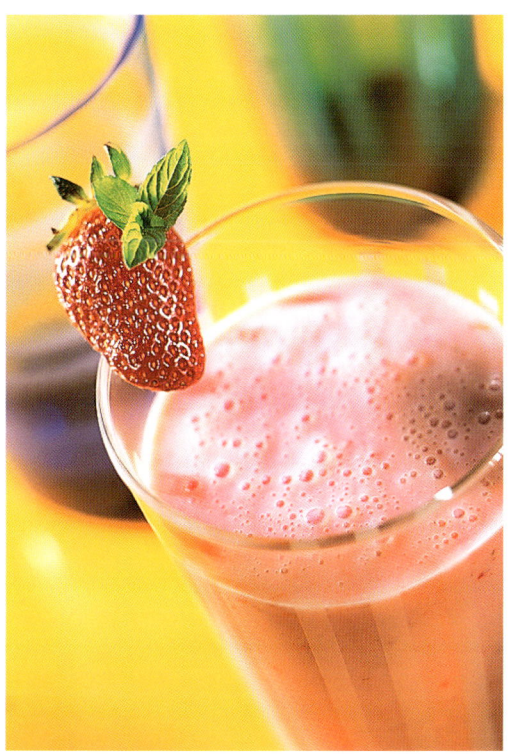

Wählen Sie aus, was Ihnen schmeckt

Leckere Muntermacher

▶ Früchtemüsli, bestehend aus: 1 kleinen Banane · 1 Kiwi · $^1/_2$ Apfel · 1 Mandarine · 150 g Magerjoghurt

▶ Vollkornbrot mit Kräuterquark aus frischem Schnittlauch und 1 Tomate

▶ Obstsalat, bestehend aus: 1 Scheibe Wassermelone · 1 Ananasscheibe · 1 Aprikose · 1 Hand voll Kirschen und dem Saft 1 Blutorange

▶ Vollkorntoast mit Hüttenkäse · Lachsstreifen und Dill

▶ Tee: Blutreinigungstee Nr. 7 (enthält kein Abführmittel), Vorsicht bei Primelallergie!

Stark basische Früchte bevorzugen (siehe Seite 103)

Zwischenmahlzeit

▶ Buttermilch-Shake mit 150 g Erdbeeren

▶ 150 g Joghurt mit 1 TL Haferflocken und einige Weintrauben

▶ Fruchtsaft-Drink, frisch gepresst, aus 1 Orange · 300 g Karotten · $^1/_2$ Apfel und 1 Kiwi

▶ 50 g Sauerkraut auf einem Vollkornknäckebrot

▶ Feldsalat mit 40 g Mozzarella und 1 geschnittenen Tomate

▶ Tomatensaft mit gehackter Petersilie, Salz und Pfeffer

▶ Tee: wassertreibender Tee Nr. 29 für Nieren und Blase

Ein Erdbeer-Buttermilch-Shake ist ideal für zwischendurch.

▶ Nehmen Sie dreimal täglich ein Basenpräparat, zum Beispiel Natriumbikarbonat, das Säuren im Blut abpuffert.

▶ Nehmen Sie ausreichend Radikalenfänger zu sich: Vitamin A, C, E und Selen!

▶ Abendessen: Noch vor 19 Uhr essen, nie später!

▶ Gehen Sie alle zwei bis drei Tage in die Sauna und gönnen Sie sich eine professionelle Massage.

▶ Gehen Sie vor 23 Uhr zu Bett und denken Sie positiv!

▶ Kalorienzählen ist nicht nötig!

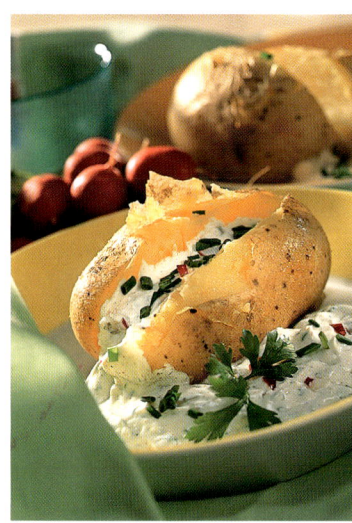

Pellkartof-feln mit Kräuter-quark als Leckerei am Abend.

Zum Mittagessen

▶ Grüne Salatvariationen mit gebratenen Austernpilzen
▶ Vollkornreis mit chinesischen Pilzen, Bambus, Karotten, Zwiebeln und Kohlrabi
▶ 200 g Rotbarschfilet auf einem Lauchbett mit Salzkartoffeln
▶ 50 g Vollkornnudeln mit buntem Paprika-Zucchini-Tomaten- und Olivengemüse
▶ Tee: Magen-Darm-Tee Nr. 20 für die Verdauung oder Blutentsäuerungstee Nr. 5

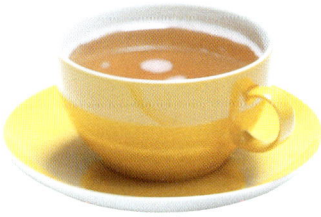

Nachmittags

▶ Tee: Hautreinigungstee Nr. 14 (Vorsicht bei Anis- oder Fenchelallergie!) oder Kräutertee Nr. 24 zur Anregung des Stoffwechsels

Zum Abendessen

▶ Kartoffelsuppe mit Lauch
▶ $1/2$ Avocado gefüllt mit Tomatenwürfeln und dazu Shrimps in Dill-Joghurt-Soße
▶ Chicorée mit Käse, Ananas, Mandarinen und Walnüssen
▶ Pellkartoffen mit frischem Kräuterquark und Gurkensalat
▶ Tee: Arterien-Tee Nr. 3 für die Gefäße oder einen beliebigen Gute-Nacht-Tee (trinken Sie abends keinen Nieren-Blasen-Tee und Abführtee, sonst müssen Sie nachts öfter auf die Toilette)

Kartoffeln: säurebindend und entwässernd

TIPP!

Brottrunk – Entsäuerung optimal!

Probieren Sie den Brottrunk, ein basisches Getränk, das aus Getreide hergestellt wird. Es enthält außer Vitaminen zahlreiche Mineralien und Spurenelemente. In jedem Milliliter Brottrunk sind fünf Millionen lebende Milchsäurebakterien enthalten – eine wahre Freude für Ihre Darmflora! Das Darmmilieu regeneriert sich, Säuren und Schlacken werden neutralisiert. Bester Beweis für die positive Wirkung: Sauna und Brottrunk helfen langfristig sogar bei Schuppenflechte (Psoriasis).

SÄURE-BASEN-BALANCING

Säuren werden vom Körper produziert, Basen müssen zugeführt werden. Deshalb sollten die basischen Anteile Ihrer Nahrung mindestens 75 Prozent ausmachen. Vorsicht mit Eiweißen! Stark eiweißhaltige Lebensmittel sind mächtige Säurebildner.

SÄUREN BEWIRKEN:

➤ Schlafstörungen

➤ Antriebslosigkeit

➤ Gereiztheit

➤ depressive Verstimmung

➤ Nervosität

➤ steigenden Blutdruck

➤ steigenden Blutzucker

➤ beschleunigten Stoffwechsel

➤ beschleunigte Atmung

➤ erhöhte Harnausscheidung

➤ Anstieg der Stresshormone

BASEN BEWIRKEN:

➤ ruhigen Schlaf

➤ erhöhte Vitalität

➤ positive Stimmungslage

➤ verbesserte Konzentrationsfähigkeit

➤ Blutzucker, Atmung und Stoffwechsel bleiben unbeeinflusst.

TOPLISTE DER BASEN

Nahrungsmittel nach Gehalt an basischen Salzen:

TOP-GEMÜSESORTEN

Spinat, Kopfsalat, Broccoli, Endivien, Kohlrabi, Grünkohl, Sellerie, Tomaten, Blumenkohl, Rotkohl, Zucchini, Wirsing, Spargel, Lauch, Gurke, Rosenkohl, Karotte, Paprika, Kartoffeln, Petersilie, Gewürze

TOP-OBSTSORTEN

Aprikosen, Mandarinen, Erdbeeren, Pfirsiche, Pflaumen, Bananen, Feigen, Himbeeren, Ananas, Datteln, Äpfel, Birnen, Orangen

NEUTRAL (AUSWAHL)

Buttermilch, Kuhmilch, Joghurt, Knäckebrot, Kabeljau, Forelle, Feinbrot, Teigwaren, Linsen, Vollkornprodukte, Erbsen, Seelachs

SÄUREBILDNER

Stärkste Säurebildner sind Fleisch (vor allem Innereien), Geflügel, Wild, Fleischbrühe, Eier, Käse, Quark, Hülsenfrüchte

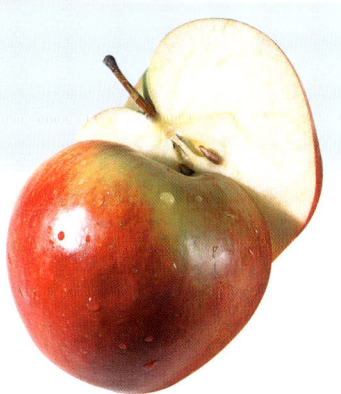

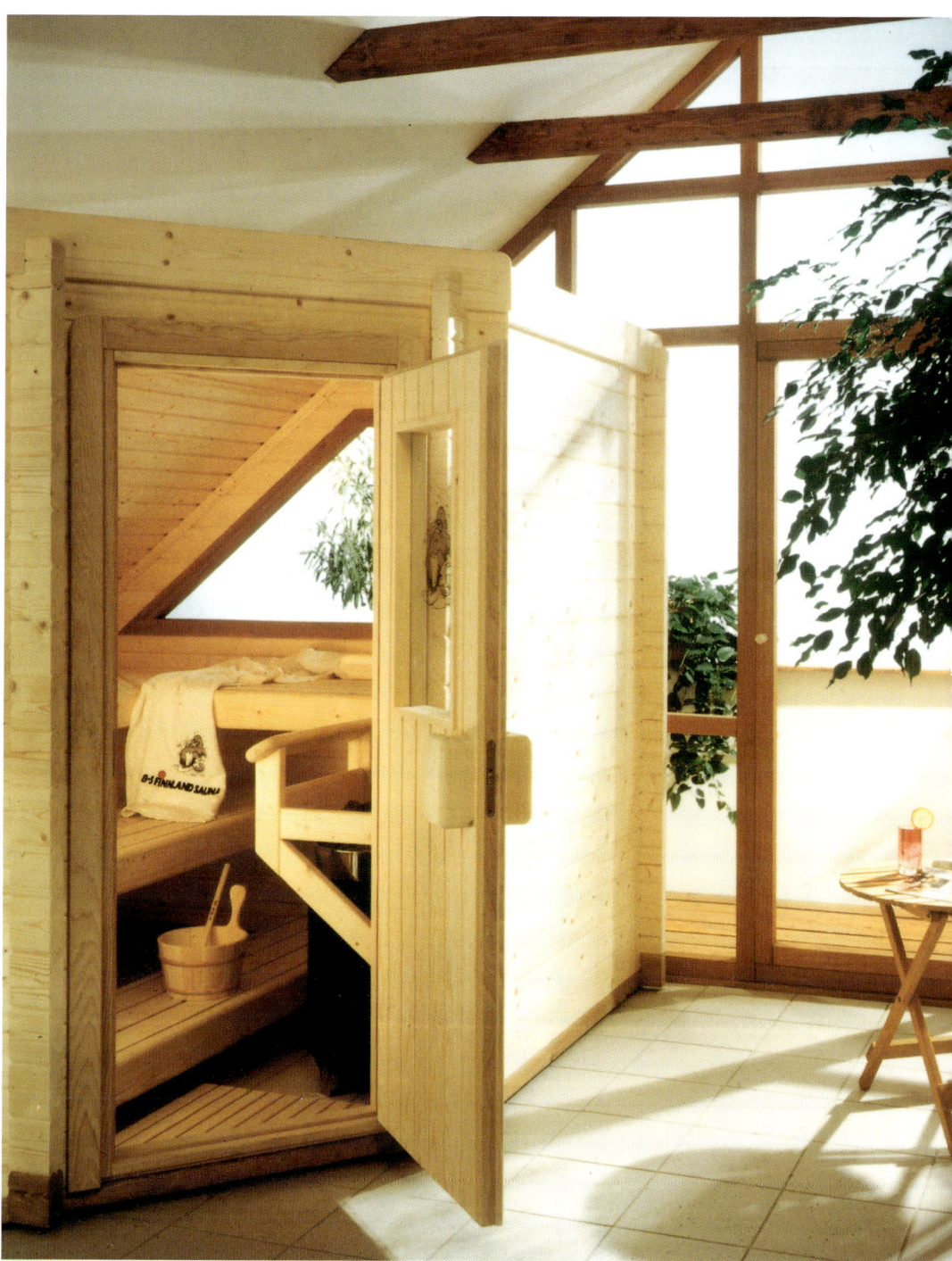

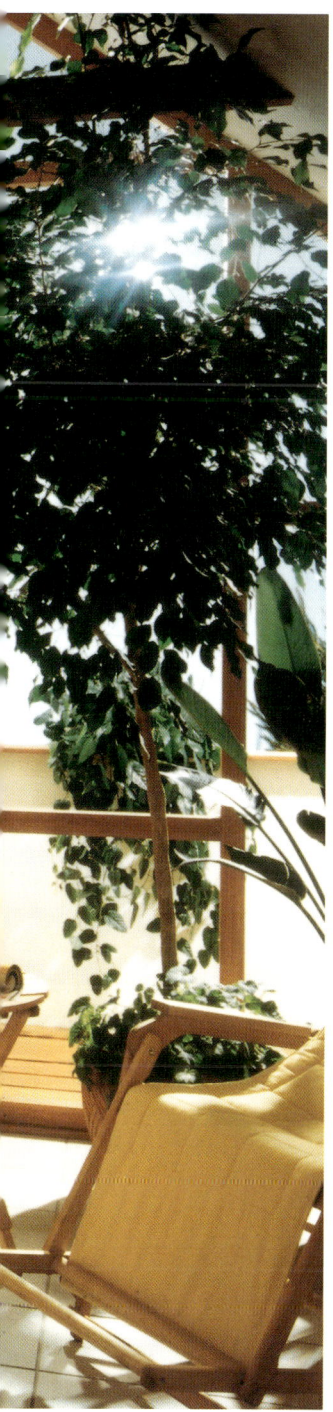

Rund um den Saunabau

In Finnland gehört die Sauna zur Wohn- und Lebenskultur und findet selbst in der kleinsten Wohnung Platz. Aber auch hierzulande gibt es inzwischen mehr als eine Million Heimsaunen – Tendenz steigend.

Wenn auch Sie zu den Saunabegeisterten gehören, die sich den Traum von der eigenen Sauna erfüllen wollen, finden Sie auf den folgenden Seiten alles, was Sie dazu wissen müssen: Von der Planung bis hin zur komplett ausgestatteten Sauna oder Saunaanlage. Dazu viele wertvolle Tipps und einen kleinen Material-Guide, der Sie sicher durch den Dschungel der verschiedenen Baustoffe leitet.

Heimsauna planen und einrichten

Saunabaden in den eigenen vier Wänden

Das ist der Traum eines jeden Saunafreundes: die eigene Heimsauna! Saunabaden, wann immer Sie Lust dazu verspüren. Und das alles in gepflegter, intimer Umgebung, ganz nach Ihrem Geschmack und auf Ihre Bedürfnisse zugeschnitten.

Damit Ihr privates Saunavergnügen so lange wie möglich ungetrübt bleibt, sollten Sie bei der Planung folgende Punkte bedenken: Wie viele Leute benutzen Ihre Sauna gleichzeitig und wie oft? Welches ist der beste Standort? Welchen Saunatyp bevorzugen Sie? Und natürlich: Wie viel Geld wollen Sie in Ihren Saunabau investieren? Anschaffung und Unterhalt einer Sauna sind nicht ganz billig.

WICHTIG

Auf die Strahlungswärme kommt es an

Entscheidend für das Saunaklima ist die Wärme, die von Wänden und Decke abgestrahlt wird (Strahlungswärme). Denn erst wenn das Holz genügend Hitze gespeichert hat, ist die Sauna »gar«, wie die Finnen sagen. Deshalb kommt dem langsamen Aufheizen der Saunakabine auch so große Bedeutung zu.

möchten, dann sollten Sie sich für eine Sauna entscheiden, die Ihnen aufgrund der Konstruktion und der verwendeten Baustoffe ein echt finnisches Saunaklima garantiert. Wie Sie in diesem Kapitel sehen werden, ist das nicht bei jeder Bauweise der Fall.

Das Klima muss stimmen

Die Saunatypen

Im Saunabau unterscheidet man zwischen Element-, Massivholz- und Blockbohlenbauweise. Doch nicht jede Bauweise ist für den Selbstbau geeignet. Zudem gibt es große Unterschiede in Bezug auf Qualität und Haltbarkeit. Wenn Sie nicht nur genussvoll, sondern auch gesund schwitzen

Die Elementbauweise

Die Wand der Saunakabine besteht aus einer hölzernen Rahmenkonstruktion, auf die dünne Profilholzlatten aufgenagelt werden. Um den Energiebedarf in Grenzen zu halten, werden die Hohlräume mit thermoaktiven Stoffen wie Mineralwolle oder Kork gedämmt. Als Dampfsperre dient eine Aluminiumfolie, die

Dämmung wichtig

verhindern soll, dass Feuchtigkeit in die Isolierung gelangt.

Die Elementsauna ist als Standardsauna erhältlich, wobei Maße und Ausstattung festgelegt sind. Sie können sie aber auch nach Ihren eigenen Bedürfnissen individuell anfertigen. Zudem bieten die meisten Hersteller Fertigteilbausätze an, die aus vorgefertigtenWandelementen bestehen.

Auch als Bausatz erhältlich

● **Vorteil:** Die Elementbauweise ist preisgünstig und besonders gut zur schnellen Selbstmontage geeignet. Zudem bietet sie eine große Auswahl an unterschiedlichen Formen, Holzarten und Farben. Und das Beste: Wenn Sie umziehen, können Sie Ihre Sauna ohne große Probleme einpacken und mitnehmen. Secondhand-Saunen werden sogar schon ab 500 Euro angeboten.

● **Nachteil:** Die Aluminiumfolie hinter der dünnen Holzwand reflektiert die Hitze. Dadurch wird das Holz in der Saunakabine zu stark aufgeheizt. Zudem verhindert die Sperrschicht aus Aluminium die natürliche Atmung des Holzes, was sich wiederum nachteilig auf das Saunaklima auswirkt. Hinzu kommen Geruchs- und Hygieneprobleme.

Klima und Hygiene mangelhaft

Die Elementsauna sollte nicht mit Wasser und Seife gereinigt werden, weil unter Umständen Wasser in die Isolierschicht eindringen könnte.

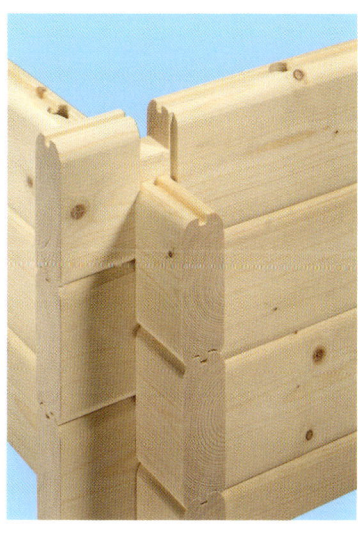

Bei einer idealen Eckverbindung sind die Seiten miteinander verkämmt.

Die Massivholzbauweise

Der Wandaufbau besteht aus vorgefertigten Holzabschnitten, die zu Wandelementen zusammengefügt werden.

● **Vorteil:** Die Massivholzsauna ist kostengünstig und ohne großen Aufwand leicht zu montieren. Sie kann mit Wasser und Seife gereinigt werden.

● **Nachteil:** Die Wandelemente lassen sich nicht miteinander verkämmen, so dass die Eckverbindungen an den Stoßstellen nicht hundertprozentig dicht sind. Zudem lässt sich die Lebensdauer der Sauna aufgrund der hohen Materialbelastung und Spannungen, die das Holz beim Aufheizen und Abkühlen aushalten muss, nicht eindeutig bestimmen.

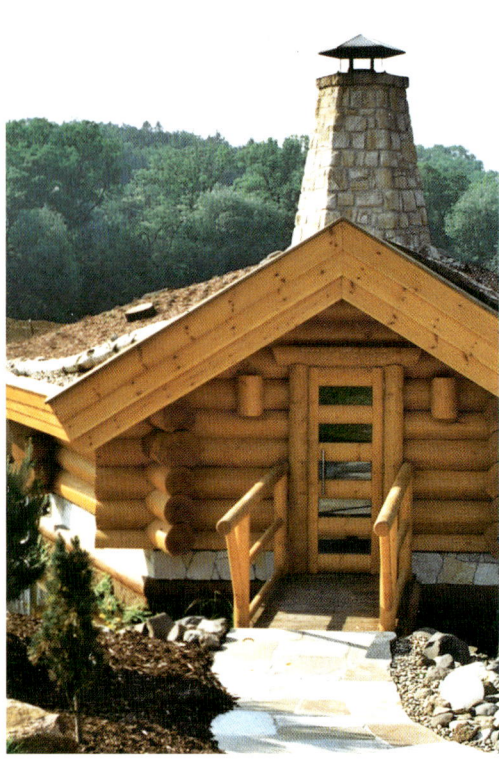

Art des Holzes und welche Teile davon verwendet werden. Eines der besten Hölzer ist das harte Kernholz der Polarfichte.

● **Vorteil:** Die Wand besteht ausschließlich aus Holz. Aufgrund der Dicke der Holzbohlen ist keine zusätzliche Dampfsperre nötig, um die Hitze in der Saunakabine zu halten. Sie können die Blockbohlensauna problemlos mit Wasser und Seife reinigen. Durch eine optimale Verkämmung an den Ecküberständen kann das Holz atmen, ohne dass Spannungsrisse oder sonstige undichte Stellen entstehen. Die Blockbohlen erzeugen aufgrund ihrer Stärke ein echt finnisches Badeklima. Sie ist robust, langlebig und von hoher Qualität. Manche Saunahersteller bieten sogar eine 25-jährige Funktionsgarantie.

Nicht ganz billig, aber dafür unverwüstlich

● **Nachteil:** Die Blockbohlensauna ist teuer in der Anschaffung und nur für erfahrene Heimwerker zum Selbstbau geeignet.

Die Blockbohlensauna

Blockbohlensaunen sind vor allem in Finnland sehr beliebt.

Sie kann innen oder im Freien stehen. Die Wände bestehen aus Blockbohlen, die bis zu 95 Millimeter stark sein können. Für die Privatsauna genügt eine Wandstärke von etwa 45 Millimetern, je nach Holzqualität. Die Blockbohlen werden schichtweise übereinander gelegt und mit einer Spannvorrichtung zu einer hitzedichten Saunawand zusammengepresst. Über die Qualität einer Blockbohlensauna entscheidet die

Die Gartensauna

Eine optimale Gartensauna sollte aus Blockbohlen bestehen. Wenn Sie dann noch an einem Fluss oder See liegt, ist das Saunaglück perfekt. Sie können sie als Saunakabine oder als Saunaanlage mit Umkleide-, Abkühl- und Ruheraum gestalten. Der Standort

Ideal eines finnischen Schwitzidylls

sollte genügend Platz bieten, ruhig gelegen sein und vor neugierigen Blicken schützen.

● **Vorteil:** Die Gartensauna in Blockbohlenbauweise ist robust, langlebig und garantiert Ihnen ein gesundes Schwitzvergnügen.

● **Nachteil:** Da die Gartensauna aufgrund starker Temperatur- und Witterungseinflüsse hohe Anforderungen an die Holzqualität und die fachgerechte Bauweise stellt, ist sie für den Selbstbau nur bedingt geeignet.

Die Erdsauna

Wünschen Sie sich ein Saunavergnügen der besonderen Art? Dann ist die Erdsauna bezüglich Ausstattung, Konstruktion und Investitionskosten der Rolls Royce unter den verschiedenen Saunamodellen.

Schwitzvergnügen exklusiv

● **Vorteil:** Die Erdsauna besitzt alle Vorzüge einer Blockbohlen-

sauna und verbreitet zusätzlich noch die urige Waldatmosphäre unter der Erde.

● **Nachteil:** Sie ist nicht für den Selbstbau geeignet und sehr teuer in der Anschaffung (ab 55.000 Euro)

Nicht für Heimwerker

Standortsuche leicht gemacht

Dank der heutigen Technik ist nahezu jeder Standort für den Einbau einer Sauna geeignet. Ob im Keller, im Obergeschoss, im Garten, in der Garage, als Anbau am Haus oder auf dem Schiff: Platz ist in der kleinsten Hütte. In Finnland ist die platzsparendste Schwitzkabine gerade mal einen Quadratmeter groß.

Maasauna ist der finnische Name für Erdsauna.

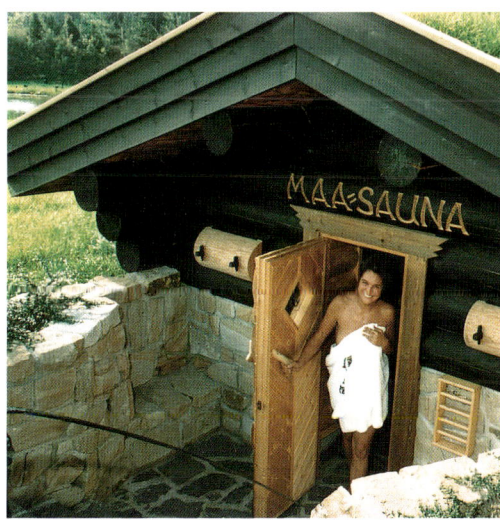

Darauf sollten Sie achten:

▶ Der Ort sollte bequem erreichbar sein, ruhig liegen und eine angenehme Atmosphäre ausstrahlen.

▶ Anschlussmöglichkeiten für Wasser, Strom und Abwasser sollten vorhanden sein.

▶ Die Mitbenutzung von vorhandenem WC und Bad sollte bedacht werden.

Standort, Anschlüsse und Raumhöhe

▶ Keller oder Bodenräume müssen eine Mindestraumhöhe von 2,20 Metern haben.

▶ Für eine Schwitzkabine, die frei im Raum steht, ist eine Raumhöhe von 2,40 Metern nötig. Zwischen Sauna und Zimmerwand sollte ein Abstand von mindestens 40 Zentimetern gewährleistet sein.

▶ Soll die Sauna in der Ecke eines Raumes stehen oder ein ganzer Raum als Saunastandort fungieren, dann ist es vorteilhaft, wenn die lichte Raumhöhe 2,25 Meter beträgt.

▶ Bei einer Sauna außerhalb des Hauses sollte ein Sichtschutz vorhanden sein. Am besten wäre die Lage an einem Fluss, an einem See oder Pool.

So viel Platz braucht eine Sauna

▶ **Die Saunakabine:**
Sie sollten pro Benutzer je einen Quadratmeter berechnen. Halten sich vier Personen gleichzeitig in Ihrer Sauna auf, so benötigen Sie vier bis fünf Quadratmeter.

Platzfrage klären

▶ **Die Saunaanlage:**
Falls Sie neben der Saunakabine noch Platz für Funktionsräume wie Umkleide-, Dusch-, Abkühl- und Ruheraum planen, berechnen Sie pro Person und Funktionsraum einen Quadratmeter zusätzlich. Somit benötigen Sie für eine Saunaanlage, die für vier Personen ausgelegt ist, mindestens 16 bis 20 Quadratmeter.

Anordnung der Funktionsräume

Wie Sie die einzelnen Funktionsräume zuordnen, ist abhängig vom Badeablauf. Damit der Saunaspaß in Ihrer Heimsauna auch gewährleistet ist, sollten Sie bei der Planung Ihrer Anlage folgende Punkte beachten:

Planung wichtig

▶ Umkleide-, Dusch- und Sanitäreinrichtungen sollten neben-

TIPP!

So schaffen Sie Raumhöhe

Falls Ihnen nicht genug Raumhöhe für den Einbau Ihrer Sauna zur Verfügung steht, können Sie durch eine Vertiefung im Boden der Schwitzkabine zusätzliche Höhe gewinnen.

einander liegen und sich vor der Saunakabine befinden.

▶ Im Anschluss an die Schwitzkabine sollte idealerweise der Ruheraum folgen.

Auf kurze Wege achten

▶ Der Weg von der Saunakabine in den Freiluftraum (Fenster, Garten, Balkon oder Terrasse) sollte möglichst kurz sein.

▶ Um Platz zu sparen, können Sie den Reinigungs- und Abkühlbereich auch zusammenlegen.

So viel kostet ein Saunagang

Die Kosten für den Betrieb Ihrer Privatsauna hängen im Wesentlichen davon ab, wie groß Ihre Saunakabine ist, wie sie beheizt wird und für welche Bauweise Sie sich entschieden haben. Wenn Sie beispielsweise mit einem Elektroofen heizen möchten und eine Kabinengröße für vier Personen brauchen, kostet ein fünfstündiger Saunagang rund 2,50 Euro. Bei einem Saunaofen, der ausschließlich mit Holz befeuert wird, verbrauchen Sie pro Stunde rund ein Kilogramm Holz.

Preisunterschiede sind beträchtlich

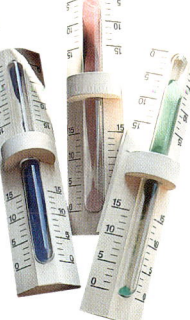

Ihr Saunazubehör

● **Thermostat**
Er regelt die Temperatur in der Sauna automatisch und wird außerhalb der Saunakabine angebracht.

● **Thermometer**
Es misst eine Temperatur bis zu 120 °C und befindet sich innerhalb der Saunakabine.

Ausstattung für Ihre Heimsauna

● **Hygrometer**
Es zeigt die Höhe der Luftfeuchtigkeit an und wird in der Saunakabine angebracht.

● **Sauna-Steuergerät**
Es arbeitet elektronisch mit Überhitzungsschutz. Die meisten Geräte sind mit integrierter Schaltzeituhr und Abschaltautomatik ausgestattet.

● **Sauna-Sanduhr**
Die Sanduhr ist aus Holz, drehbar und hat eine Laufzeit von 15 Minuten.

● **Sauna-Kopfstütze**
Saunageeignete Kopfstützen bestehen meist aus afrikanischem Apachiholz.

TIPP!

So sparen Sie Geld

Die Preis- und Qualitätsunterschiede der einzelnen Saunahersteller können mitunter ganz
beträchtlich sein. Lassen Sie sich deshalb von
mehreren Anbietern Prospektmaterial zusen-
den und unverbindliche Kostenvoranschläge
erstellen.

- **Sauna-Aufgusskübel**
Der Aufgusskübel, auch Löylykü-
bel genannt, sollte drei bis fünf
Liter fassen.
- **Aufgusskelle mit Holzgriff**
Die Aufgusskelle sollte 0,25 Liter
aufnehmen können.
- **Saunaleuchte**
Fassung und Glühbirne sind
hitzebeständig. Die Saunaleuchte
verbreitet ein gedämpftes Licht.
- **Bodenrost**
Er sollte hygienisch, hitzebestän-
dig und fußpilzabweisend sein.

Sicherheitscheck für Ihre Sauna

Vorsicht Unfall-gefahr! ▶ Vermeiden Sie in der Saunaka-
bine jegliche Stolpergefahr, etwa
durch lose Laufrostlatten.
▶ Vermeiden Sie Rutschgefahr
durch Seifenreste.
▶ Verzichten Sie in Ihrer ganzen
Saunaanlage grundsätzlich auf
Glasgefäße.

▶ Überprüfen Sie vor Inbetrieb-
nahme Ihrer Sauna, dass das
Ofengitter intakt und frei von
Gegenständen ist.
▶ Achten Sie darauf, dass sich
keine unverkleideten Metallteile
in der Saunakabine befinden.
▶ Überprüfen Sie die Sitzbänke
auf lose Latten und Holzsplitter.
▶ Verwenden Sie für den Aufguss eine langstielige Kelle mit
Holzgriff.
▶ Sorgen Sie dafür, dass der
Fluchtweg frei ist.
▶ Bewahren Sie die Telefonnum-
mern von Rettungswagen, Feuer-
wehr und Polizei an einem gut
sichtbaren Platz auf.
▶ Überprüfen Sie Ihren Erste-
Hilfe-Koffer regelmäßig auf Voll-
ständigkeit und ersetzen Sie ab-
gelaufene Medikamente.
▶ Bringen Sie einen Feuerlöscher außerhalb der Saunakabine
an und stellen Sie sicher, dass er
auch funktioniert.
▶ Unterziehen Sie Ihre Saunakabine einer regelmäßigen Inspekti-
on. Achten Sie dabei auf verfärbte
Holzteile im Umkreis des Ofens.
Die Elektroleitungen müssen un-
versehrt sein. Es dürfen weder
Brüche noch Risse an der Isolierung sichtbar sein.
▶ Um Fußpilzbefall, Verschmut-
zung und unangenehme Gerüche
zu vermeiden, sollten Sie Ihre
Saunakabine mindestens einmal
pro Woche reinigen.

**Für den Not-
fall gerüstet
sein**

**Regelmäßig
reinigen
nicht ver-
gessen**

Extra: Kleiner Material-Guide

Die Materialien für den Saunabau müssen Temperaturen bis zu
110 °C aushalten, für ein gesundes Saunaklima sorgen und möglichst langlebig sein. Auf den folgenden Seiten finden Sie alles,
was Sie wissen müssen, um für
sich und Ihre Sauna die richtige
Entscheidung zu treffen.

*Auf hoch-
wertige
Materialien
achten*

Das Holz

Folgende Eigenschaften machen
das Holz für den Saunabau un-
verzichtbar:

● **Natürliche Atmung**
Holz besitzt Quellkörper wie Zel-
lulose, Eiweiß und Plasma, die
sich der umgebenden Luftfeuchtigkeit anpassen. Man sagt deshalb auch: Das Holz »atmet«. Dadurch werden verbrauchte Luft
und überschüssige Feuchtigkeit
abtransportiert. Mit dem Wassergehalt des Holzes ändert sich
auch das Volumen.

*Holz –
Wunderwerk
der Natur*

● **Geringe Wärmeleitfähigkeit**
Holz ist ein schlechter Wärmeleiter. Das ist auch der Grund, weshalb Sie sich an den Holzflächen
der Sauna nicht verbrennen, obwohl in der Saunakabine fast
100 °C herrschen. Zum Vergleich:
Es gibt für jedes Material eine
Materialkonstante, λ, die die
Wärmeleitfähigkeit angibt. Silber
ist ein guter Wärmeleiter und hat
einen λ-Wert von 407. Holz dagegen hat je nach Dichte einen
λ-Wert von 0,10 bis 0,20.

● **Holz speichert Wärme**
Holz besitzt die für das Sauna-
klima entscheidende Fähigkeit,
Wärme aufzunehmen und diese
langsam und gleichmäßig an die
Raumluft abzugeben.

● **Struktur und Atmosphäre**
Holz hat eine angenehme Ober-
flächenstruktur und verbreitet
eine Wohlfühlatmosphäre.

*Das Holz der
Birke wird
für Decken,
Wände und
Sitzbänke
verwendet.*

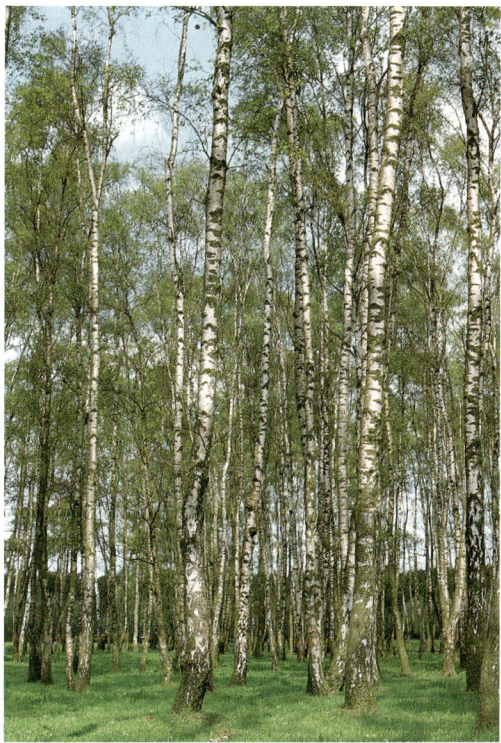

Holz ist nicht gleich Holz!

Nicht jede Holzart ist geeignet

Die Wärmespeicherkapazität des Holzes ist nicht nur von der Stärke, sondern auch von der Qualität abhängig. Nur langsam gewachsene Hölzer besitzen eine dichte Zellstruktur. Und je dichter die Zellstruktur, desto länger vermag das Holz die Wärme zu halten. Wenn Sie sich ein wirklich hochwertiges Holz für Ihren Saunabau wünschen, dann sollten Sie sich für das harte Kernholz der Polarfichte entscheiden. Es speichert 120 °C rund sieben Stunden lang.

Welches Holz für welche Saunateile?

Nadel- und Laubhölzer sind unterschiedlich aufgebaut. Je nach Verwendungszweck eignen sich nur bestimmte Hölzer.

● **Decken und Wände:**
Weiß- oder Edeltanne, kanadische Hemlock, Pitchpine, Kiefer, Birke, Polarfichte

● **Sitze und Liegebänke:**
Erle, Birke, Linde, Pitchpine, Pappel, finnische Haapa, Ahorn, Kastanie, nordische Fichte, kanadische Hemlock

● **Saunatür:**
Meist Nadelholz wie Kiefer

Der Saunaofen

Ein altes finnisches Sprichwort sagt: »*Der Ofen ist die Seele der Sauna.*« Damit auch Ihr Ofen für ursprüngliches Saunaklima sorgt, muss er so konstruiert sein, dass er hauptsächlich Strahlungswärme erzeugt und nicht nur die Luft erhitzt. Zudem muss er frei im Raum stehen. Er darf nicht hinter Verkleidungen oder Bänken versteckt sein, denn die Wärmestrahlen können sich sonst nicht gleichmäßig im Raum verteilen. Auf den folgenden Seiten finden Sie einige Saunaöfen, die das Baden in Ihrer eigenen Sauna zu einem echt finnischen Schwitzvergnügen machen.

Gleichmäßige Wärme wichtig

Elektroofen

Im Inneren des Elektroofens befindet sich ein Heizelement, das die Hitze direkt auf die Steine überträgt. Diese wiederum speichern die Wärme und geben sie

WICHTIG
Vorsicht Brandgefahr!

Halten Sie die Ofenplatte frei von Gegenständen. Achten Sie darauf, dass keine Putzmittel, Handtücher oder anderes brennbares Material versehentlich dort abgelegt werden. Als Brandschutz bieten sich ein Schutzgitter oder eine Sicherheits-Kontaktabschaltung an.

an die Sauna ab. Für den elektrisch beheizten Saunaofen benötigen Sie einen Starkstromanschluss von 380 Volt. Oft sind Öfen bereits mit kompletten Schalt- und Steuerelementen ausgestattet.

Starkstromanschluss erforderlich

● **Vorteil:** Sie können den Elektroofen auch in einer sehr kleinen Baugröße erhalten. Die erforderlichen Leistungen richten sich nach der jeweiligen Kabinengröße.

Holzbefeuerter Saunaofen

Er ist größer als der Elektroofen und wird über den Kamin beheizt. Durch eine Klappe schieben Sie das Holz in die Brennkammer. Die Heizenergie des brennenden Holzes geht direkt auf die Steine über. Diese speichern die Wärme und geben sie als angenehm weiche Strahlungswärme langsam und regelmäßig an die Raumluft ab. Der Holzofen eignet sich besonders gut für eine Gartensauna. Auch sollte Ihre Sauna nicht kleiner als zehn Quadratmeter sein. Wichtig: Der holzbefeuerte Saunaofen muss vom Bezirksschornsteinfeger genehmigt werden.

Ein feuriges Vergnügen

● **Vorteil:** Holzfeuer verbreitet urige Saunaatmosphäre.
● **Nachteil:** Sollten Sie über einen eigenen Buchenwald verfügen: kein Problem, ansonsten ist der

Holzverbrauch groß und daher teuer. Sie brauchen etwa ein Kilogramm Holz in der Stunde.

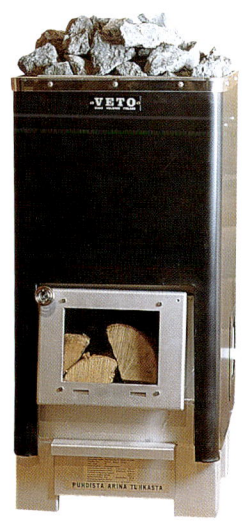

Die Befeuerung eines Holzofens ist ganz schön kostspielig.

Finnischer Steinofen

Auch dieser Ofen arbeitet nach dem Prinzip der Strahlungswärme. Ein Steinkorb, gefüllt mit 20 bis 35 Kilogramm Basaltsteinen, wird im Ofen von fingerdicken Heizschlangen umschlungen. Die auf diese Weise aufgeheizten Steine geben die Wärme langsam und gleichmäßig an die Sauna ab.
● **Vorteil:** Geringer Energieverbrauch, da die Heizenergie direkt auf die Steine übertragen wird. Wenn die erforderliche Temperatur erreicht ist, heizt der Ofen nur noch mit einem Drittel seiner Energieleistung.

WICHTIG

Achtung VDE!

Ihr Ofen sollte VDE-geprüft sein und muss von einem Elektromeister fachgerecht angeschlossen werden.

Multifunktionssysteme

Per Knopfdruck können Sie bestimmen, welches Klima Sie in Ihrer Heimsauna bevorzugen.

Hier haben Sie die Wahl   Zusätzliche Systeme, entweder neben dem Ofen oder am Ofenschutzgitter angebracht, erzeugen ein Heißluftklima oder verwandeln Ihre Sauna in ein Dampf-, Warmluft- oder auch in ein Kräuter-Vitalbad.

Baden in farbigem Licht

Wenn Ihnen die gesundheitlichen Wirkungen des Saunabadens allein nicht genügen, dann können

Farbbad gefällig?   Sie zusätzlich ein Bad in den Spektralfarben nehmen. Solche von der Industrie angebotenen Systeme werden in die Decke der Saunakabine eingebaut (siehe Seite 119 f.).

Die Ofensteine

Sie müssen eine Menge aushalten: Der ständige Temperaturwechsel zwischen Aufheizen bis zur Rotglut und Abkühlen durch den Aufguss ist für die Steine eine Tortur. Dabei dürfen sie weder brechen noch rissig werden. Wenn das passiert, verlieren sie ihre Wärmespeicherfähigkeit. Zudem dürfen Sie beim Erhitzen keinen Rauch, keine Gerüche und keine Gase bilden. Die Steine müssen hitzefest bis zu 900 °C sein und dürfen weder Risse noch Gefügeunregelmäßigkeiten aufweisen. Sind sie so groß und rund wie eine Kartoffel, dann haben sie die »Idealfigur«.

Saunasteine auf einen Blick

Die Finnen schwören auf Peridotit. Sie können aber auch andere Steine verwenden. Geeignet sind: Granit, Diorit, Gabbro, Basalt, Gneise oder Quarzite.

Tiefengesteine garantieren eine optimale Wärmespeicherung.

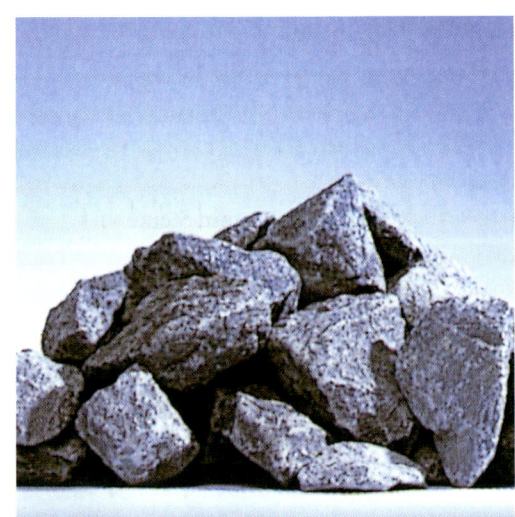

WICHTIG

Testen Sie Ihre Ofensteine!

Explodierende Steine sind gefährlich! Machen Sie deshalb einen Hitzetest, um die Saunatauglichkeit Ihrer Steine zu prüfen. Dazu erhitzen Sie die Steine über dem Feuer bis zur Rotglut und werfen sie anschließend in kaltes Wasser. Wenn die Steine brechen, Risse bekommen oder seltsame Geräusche von sich geben, so als würde man sie gegeneinander schlagen, dann sind sie für den Saunabetrieb nicht zu gebrauchen.

Wie viele Steine brauchen Sie für Ihre Sauna?

Ihr Steinbedarf richtet sich nach der Bauart des Ofens und nach der Größe Ihrer Saunakabine.

Menge unterschiedlich

- Dauerbrandöfen brauchen je nach Kabinengröße 20 bis 35 Kilogramm Steine.
- Saunaöfen mit Speicherprinzip benötigen je nach Kabinengröße 100 bis 300 Kilogramm Steine.
- Für die Beheizung einer Erdsauna brauchen Sie sogar bis zu 500 Kilogramm Steine.

Die Dämmstoffe

Dabei handelt es sich um Baumaterialien, die Innenräume gegen Wärmeverlust, Kälte, Schall oder Feuchtigkeit abschotten. Beim Saunabau geht es allein darum, dass die in der Saunakabine mit großem Energieaufwand erzeugte Hitze möglichst lange gespeichert wird. Dämmstoffe sind dazu da, den Wärmedurchlass abzudämmen. Im Unterschied zur Blockbohlenbauweise sind Dämmstoffe jedoch nur bei der Elementbauweise nötig, da die zum Bau verwendeten Holzlattungen zu dünn sind, um die Hitze im Innenraum der Sauna zu halten.

Heizkosten sparen mit guter Isolation

Darauf sollten Sie achten:

▶ Im Unterschied zur normalen Bauweise wird die Wärmedämmschicht nicht außen, sondern an der Innenwand der Saunakabine angebracht.

▶ Wärmedämmstoffe müssen geruchsfrei, temperaturbeständig und feuersicher sein.

▶ Beliebte Dämmstoffe für den Saunabau sind: Stein- oder Mineralwolle, Aluminiumfolie, Kork und Luftkammer-Isolierung.

Kork eignet sich ideal zur Wärmedämmung.

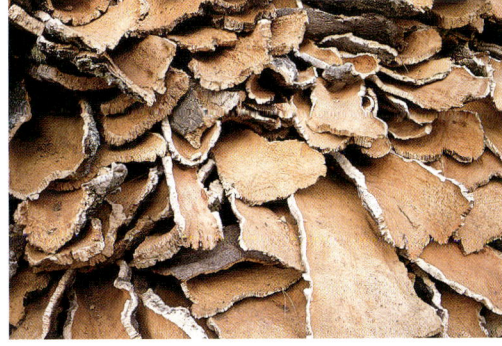

WICHTIG

Bioverträgliche Materialien

Vorsicht bei Stein- und Glaswolle! Das Einatmen der Glasfasern wurde vom Bundesgesundheitsamt im Jahre 1993 als krebserregend eingestuft. Seit 1995 gibt es jedoch eine zweite Generation von Steinwolle im Handel, deren Fasern vom Fraunhofer Institut eine verbesserte Bio-Abbaubarkeit im menschlichen Organismus bescheinigt wurde. Ein gesundheitlich unbedenklicher, aber teurer Dämmstoff ist die Zellulosefaser. Sie wird aus veredeltem, recyceltem Papier hergestellt. Am besten fragen Sie Ihren Saunafachmann nach unbedenklichen Materialien.

Die Dampfsperre

Dampfsperre für Schichtbausysteme

Bei allen Saunatypen mit mehrschichtig aufgebauter Saunawand (Schichtbausauna) benötigen Sie eine Dampfsperre. Diese befindet sich an der Innenseite der Saunakabine, noch vor der Dämmschicht. Damit wird verhindert, dass Feuchtigkeit in die Wärmedämmschicht eindringt. Ansonsten könnte Ihre neue Saunakabine bald unbrauchbar werden: Die Isolierung beginnt zu schimmeln, sie verliert an Wärmedämmfunktion und sondert mitunter unangenehme Gerüche ab. Doch wie kommt es in einer trockenen Heißluftsauna überhaupt zur Bildung von Feuchtigkeit?

Perfekte Dampfsperre

Jeder Badegast verliert während des Schwitzvorganges bis zu anderthalb Liter Wasser! Hinzu kommt die Bildung von Wasserdampf durch den Aufguss und die relative Luftfeuchtigkeit in der Saunakabine, die vor der Aufheizphase 60 Prozent beträgt. Um zu verhindern, dass die Feuchtigkeit in die Isolierung eindringt, eignen sich am besten nichtrostende geriffelte Bleche aus Kupfer, Aluminium oder Zink.

Nur rostfreie Materialien verwenden

Die Zu- und Abluft

Nur in einem gesunden Saunaklima fühlen wir uns wohl. Grundvoraussetzung dafür ist ein gutes Be- und Entlüftungssystem. Es verhindert, dass sich stickige Feuchtigkeit und Körperausdünstungen ansammeln. Bekommen wir nicht genügend Sauerstoff, besteht Erstickungsgefahr!

Belüftung nicht vernachlässigen

Luftzirkulationen

Unterhalb des Ofens wird Frischluft durch eine Öffnung von außen angesaugt. Sie wird erhitzt, steigt zur Decke und breitet sich gleichmäßig in der Schwitzkabine aus. Sobald sie sich abgekühlt hat, sinkt die verbrauchte Luft zu Boden, von wo sie nach draußen abgeführt wird.

Natürliche Entlüftung

Während die meisten Saunamo-
delle ein künstliches Be- und
Entlüftungssystem benötigen,
übernimmt bei der Blockbohlensauna das Holz die Entlüftungs-
funktion. Bei einer Temperatur
von über 70 °C entsteht in der
Saunakabine ein Unterdruck gegenüber der Außenluft. Dieser
Unterdruck reicht aus, um genügend Frischluft durch die Zellstruktur des Holzes ins Innere
der Sauna zu saugen.

**Keine künst-
liche Belüf-
tung bei der
Blockboh-
lensauna**

Künstliche Entlüftung

Bei der Entlüftung müssen Sie
Folgendes beachten:
▶ Die kleinste Luftbewegung
wird auf der heißen Haut als un-
angenehm empfunden und stört
das Saunaklima. Deshalb sollten
Sie unbedingt jeden Luftzug in
Ihrer Sauna vermeiden.
▶ Je kleiner die Saunakabine,
desto besser muss der Luftaus-
tausch funktionieren.
▶ Je weiter unten die Entlüf-
tungsöffnung liegt, desto geringer
ist der Wärmeverlust.

Die Decke

Durch die hohen Temperaturen
unter der Saunadecke werden
spezielle Anforderungen an die
Deckenkonstruktion gestellt.

Darauf sollten Sie achten:

▶ Verwenden Sie harzfreies
Holz. Tropfendes Harz könnte
Ihre Haut verbrennen.
▶ Die besten Hölzer für die
Decke sind: skandinavische Fich-
te, Hemlock, Polarfichte, Lärche,
Weiß- oder Edeltanne.
▶ Die Decke sollte nicht mehr
als einen Meter über der obersten
Sitzbank liegen.
▶ Die Deckenhöhe sollte maxi-
mal 2,40 Meter betragen.
▶ Eine Dampfsperre hat in der
Deckenkonstruktion nichts ver-
loren, weil die Wasserdampfdiffu-
sion erhalten bleiben muss.
▶ Als Dämmstoff ist besonders
Zellulosefaser geeignet. Sie be-
steht aus recyceltem Papier, ist
haltbar und ungiftig.

**Bei kleiner
Sauna Luft-
volumen in-
nerhalb ei-
ner Stunde
20-mal aus-
tauschen!**

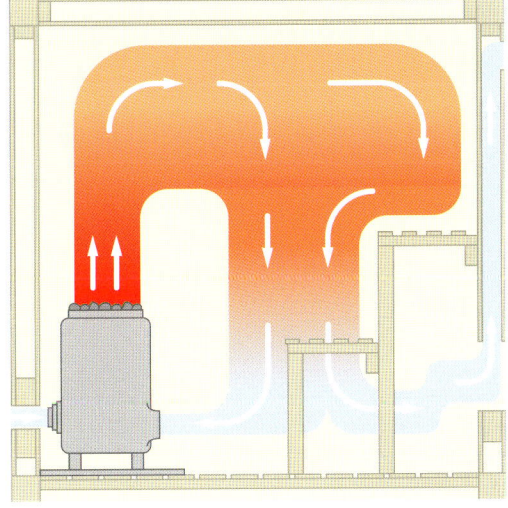

Der Boden

Er sollte trittsicher, säurefest, fußpilzabweisend, kälte- und hitzebeständig sowie leicht zu pflegen
sein. Je nach Konstruktion besteht er aus mehreren Schichten:
aus dem Unterbeton, einer ge-
klebten Dichtung, der Wärmedämmung und einem Zement-
estrich. Als Oberfläche eignen
sich keramische Bodenfliesen
oder glasierte Steinzeugfliesen.
Den Abschluss bildet ein Rost aus
Holz oder Kunststoff.

Für die Tür nur hitzebeständiges Glas verwenden.

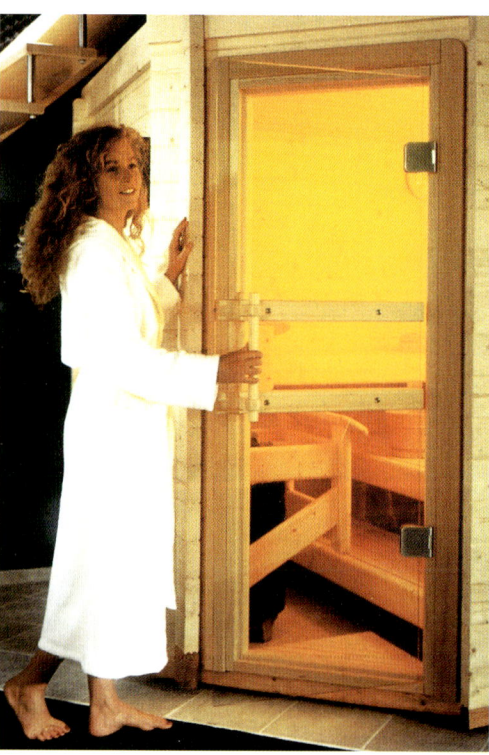

Darauf sollten Sie achten:

▶ Der Fußboden sollte ein leichtes Gefälle zur Saunatür aufweisen: ein bis zwei Prozent.
▶ Die Fußbodenentwässerung
muss sich außerhalb der Schwitzkabine befinden.

Die Saunatür

Als Baumaterial für die Tür können Sie Holz, aber auch spezielles
Glas verwenden. Die Industrie
bietet fachgerechte Saunatüren
an – verzugsfrei mit massivem
Blockrahmen und Verspannung,
damit die Tür auch nach längerer
Zeit sauber ins Schloss fällt.

Darauf sollten Sie achten:

▶ Die Tür sollte möglichst nach
außen aufschlagen.
▶ Aus Sicherheitsgründen sollte
die Saunatür von innen und von
außen zu öffnen sein.
▶ In der Tür sollte sich ein
Sichtfenster befinden.
▶ Um Wärmeverlust zu vermeiden, sollte die Türöffnung möglichst klein sein.
▶ Beim Einbau der Tür sollten
Sie auf undichte Stellen achten
und eventuell eine Türschwelle
einplanen.
▶ Der Türgriff sollte aus Holz
sein, ansonsten besteht Verbren-
nungsgefahr!

Kalte Zugluft stört das Saunaklima

Ausstattung der Funktionsräume

Ein Muss in jeder Saunaanlage außer der Saunakabine ist der Abkühlbereich. Wenn Sie über weitere Räumlichkeiten verfügen, umso besser.

Die Saunakabine

Die Einzelelemente der Saunakabine wie Gehäuse, Tür, die verschiedenen Ofentypen und das Zubehör wurden bereits an anderer Stelle beschrieben (siehe Seite 113 f.). Hier geht es jetzt ausschließlich um die Ausstattung.

Saunabänke

Die Bänke bestehen aus Holzlatten mit einem Abstand von jeweils einem bis anderthalb Zentimetern, damit die Luft zirkulieren kann. Je nach vorhandenem Platz werden zwei bis drei Sitzbänke treppenförmig von unten nach oben angebracht. Die Bänke sollten 200 Zentimeter lang und 60 Zentimeter breit sein. Sind nur zwei Etagen vorgesehen, beträgt der Abstand 50 Zentimeter, bei drei Etagen lediglich 33 Zentimeter. Zwischen der obersten Sitzbank und der Decke sollten Sie immer einen Abstand von 100 Zentimetern einplanen.

Der richtige Abstand ist wichtig

Als Freiluftbad bietet sich an:

● ein Wintergarten mit sich öffnender Glasüberdachung
● der Garten oder ein Teil davon
● eine Terrasse oder Dachterrasse
● ein Balkon oder einfach nur ein geöffnetes Fenster

Freiluftraum

Er sollte in unmittelbarer Nähe Ihrer Schwitzkabine liegen und vor Zug sowie vor neugierigen Blicken geschützt sein.

Ein geschützter Garten ist ideal

Nassraum

Auch bei der fachgerechten Ausstattung des Abkühlbereiches gibt es einiges zu beachten.

Darauf kommt es an:

● **Wichtige Anschlüsse**
Kaltwasseranschlüsse und ein Schlauchanschluss sollten vorhanden sein.

Schlauchanschluss legen lassen

● **Der Fußboden**
Er sollte trittsicher und wasserbeständig sein. Unbedingt notwendig ist ein Fußbodenablauf.

● **Der Kneippschlauch**
Er dient dem langsamen Abkühlen ohne Druck. Dabei handelt es sich um einen Dreiviertel-Schlauch, 2,50 Meter lang, aus weißem Kunststoff.

● **Die Schwallbrause**
Wichtig sind der hohe Wasser-
durchlass und ein breiter, weicher
Guss.

● **Die Fußbadewanne**
Sie besteht aus Holz oder Kunststoff. Meist ist die Fußbadewanne
mit Standrohr und Abfluss ausgestattet. Maße: 20 bis 35 Zentimeter hoch, Durchmesser oben
etwa 40 Zentimeter, unten etwa
35 Zentimeter.

● **Das Sauna-Tauchbecken**
Die meisten Tauchbecken bestehen aus Holz und haben einen
massiven Kunststoffeinsatz.

Zur Not tut es auch die Badewanne

Maße: 110 Zentimeter lang, 70
Zentimeter breit und 100 Zentimeter hoch. Inhalt rund 360 Liter. Die Wasserstandshöhe beträgt
70 Zentimeter.

● **Die Eimer-Schwalldusche**
Sie besteht aus einem Holzeimer
mit Aufhängung, einem Ventil
und einem Zugseil. Je größer der
Durchmesser des Eimers ist, desto breiter und üppiger kommt
der kalte Guss.

● **Der Badehocker**
Er ist aus Massivholz oder Kunststoff.

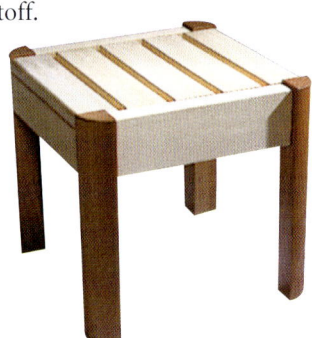

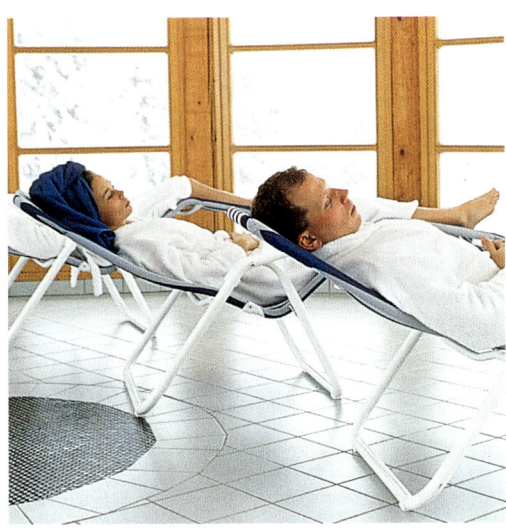

Der Ruheraum

Dieser Bereich Ihrer Saunaanlage
sollte eine Oase der Ruhe und
Entspannung sein. Daher ist es
wichtig, der Gestaltung des Ruhe-
bereiches besondere Aufmerksamkeit zu schenken.

**In angeneh-
mer Atmos-
phäre fällt
das Ent-
spannen
leicht.**

So gestalten Sie Ihren Ruheraum

▶ Er sollte gut belüftet sein und
eine Raumtemperatur von etwa
20 °C besitzen.
▶ Das Licht sollte gedämpft sein
und eine angenehme Atmosphäre
verbreiten.
▶ Für jeden Saunagast sollte
eine Entspannungsliege oder eine
Ruhebank aus Holz zur Verfügung stehen.

IHR SAUNABAU AUF EINEN BLICK

PLANUNG UND KONSTRUKTION

➤ **Saunatyp auswählen**
Element- oder Massivholzbauweise,
Blockbohlensauna, Gartensauna

➤ **Standort bestimmen**
Innen- oder Außenstandort

➤ **Platzbedarf berechnen**
Minimalsaunakabine oder Kleinst-
saunaanlage

➤ **Anordnung der Funktionsräume**
(siehe Seite 110 f.)

➤ **Saunazubehör besorgen**
Thermostat, Thermometer, Hygrometer, Steuergerät, Sanduhr, Kopfstütze, Aufgusskübel und Kelle

➤ **Sicherheitscheck durchführen!**
(siehe Seite 112)

AUSSTATTUNG DER FUNKTIONSRÄUME

➤ **Saunakabine**
Saunaofen, Aufgusskelle und Eimer,
Liegebänke, Kopfstütze, Sanduhr,
Thermometer

➤ **Nassraum**
Elektro- und Wasseranschlüsse,
Kneippschlauch, Schwallbrause,
Fußbadewanne, Tauchbecken

➤ **Ruheraum**
Entspannungsliege, Federwaage,
gedämpftes Licht

KLEINER MATERIAL-GUIDE

➤ **Holzart**
Eigenschaften der einzelnen Holzarten
überprüfen

➤ **Saunaofen**
Elektroofen, holzbefeuerter Ofen oder
finnischer Saunaofen

➤ **Ofensteine**
meist Tiefengesteine wie Diorit

➤ **Dämmstoffe**
Steinwolle, Alufolie oder bioverträg-
liche Materialien

➤ **Material der Dampfsperre**
(falls nötig)

➤ **Belüftungsart**
natürliche oder künstliche Belüftung

➤ **Decke, Boden und Tür**
Sicherheitsbestimmungen,
Konstruktionsarten

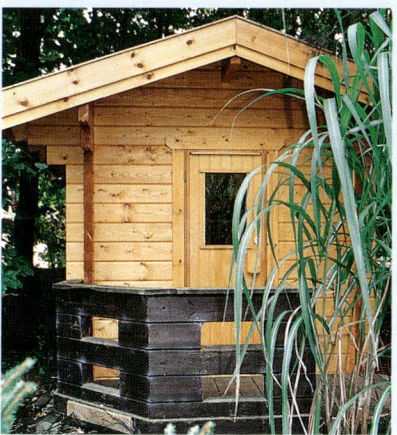

Eine Gartensauna garantiert ursprüngliches Schwitzvergnügen.

Zum Nachschlagen

Bücher, die weiterhelfen

Amthor, S.: Young!
Einfach jünger aussehen;
Gräfe und Unzer Verlag

Assmann, K.: Lomi Lomi Nui.
Die Tempelmassage aus
Hawaii; Aurum Verlag

Brödner, E.: Die Römischen
Thermen und das antike
Badewesen; Theis Verlag

Frohn, B.: Anti-Aging.
Länger jung – länger schön;
Gräfe und Unzer Verlag

Gebauer-Sesterhenn, B.:
Entschlacken 1x pro Woche;
Gräfe und Unzer Verlag

Grillparzer, M.: Fatburner.
So einfach schmilzt das Fett
weg; Gräfe und Unzer Verlag

Heufelder, Prof. Dr. A.;
Bieger, Dr. W. P.:
Das Anti-Aging Konzept;
Gräfe und Unzer Verlag

Höckert, M.; Schönfeld, G.:
Sauna – Planung, Konstrukti-
on, Ausführung;
Verlag für Bauwesen

Klemp, K.; Niemann, C.: Easy!
Weekends zum Entschlacken;
Gräfe und Unzer Verlag

Kraske, Dr. E.-M.:
Säure-Basen-Balance;
Gräfe und Unzer Verlag

Lockstein, C.; Faust, S.:
Relax! Der schnelle Weg zu
neuer Energie;
Gräfe und Unzer Verlag

Schutt, K.: Ayurveda für jeden;
Gräfe und Unzer Verlag

Schutt, K.: Enjoy! Massagen
zum Entspannen;
Gräfe und Unzer Verlag

Schutt, K.: Ayurveda. Sich jung
fühlen ein Leben lang;
Gräfe und Unzer Verlag

Strunz, Dr. U.: Forever young.
Das Erfolgsprogramm;
Gräfe und Unzer Verlag

Werner, M.: Ätherische Öle
für Wohlbefinden, Schönheit,
Gesundheit;
Gräfe und Unzer Verlag

Werner, M.: Noni, das Hand-
buch. Eruge Verlag

Worlitschek, M.: Der Säure-
Basen-Haushalt.
Karl F. Haug Verlag

Adressen, die weiterhelfen

Deutschland
B+S Finnland Sauna
Postfach 1138
48232 Dülmen

Deutsche Gesellschaft für An-
gewandte Endokrinologie
(DGAE)
Wilhelm-Hauff-Str. 21
12159 Berlin

Deutsche Gesellschaft für
Ernährung (DGE)
Godesberger Allee 18
53175 Bonn

Deutscher Sauna-Bund e.V.
(DSB)
Kavalleriestr. 9
33602 Bielefeld
(Der Sauna-Bund bietet Informationen zu allen Themen
rund um die Sauna)

Klafs Saunabau
GmbH & Co. KG
Postfach 110425
74507 Schwäbisch Hall

Internet:

www.saunaseite.de
(Hier bekommen Sie viele
wertvolle Tipps und Adressen)

www.welt-der-sauna.de
(Hier finden Sie Informatio
nen zu Saunabau und Zu-
behör)

Die folgenden Häuser bieten Hamam und / oder Rhassoul:

Deutschland
Steigenberger Parkhotel
Nizzastr. 55
01445 Radebeul/Dresden

Romantikhotel zur Bleiche
Bleichestr. 16
03096 Burg/Spreewald

Sultan Hamam
Bülowstr. 57
10783 Berlin-Schöneberg

Holthusenbad Hamburg
Goernestr. 21
20249 Hamburg

Syltnesscenter
Dr. Nicolas-Str. 3
25980 Westerland/Sylt
Tourismusservice
Tel.: 0180/5009980

Parkhotel Bremen
Im Bürgerpark
28209 Bremen

Mediterana
Saller Mühle 1
51429 Bergisch Gladbach

Bäderhaus Bad Kreuznach
Kilianstr. 9
55543 Bad Kreuznach

Kurzentrum Bad Dürckheim
Kurbrunnenstr. 14
67098 Bad Dürckheim

Saray Hamam
Freiburger Ring 8
68309 Mannheim-Vogelstang

SchwabenQuellen/VitaParc
Plieningerstr. 100
70567 Stuttgart

Mathildenbad München
Mathildenstr. 5
80336 München

Therme Erding
Thermenallee 1
85435 Erding

Atlantis Erlebnisbad
Wiblingerstr. 55
89231 Neu Ulm

Kurmittelhaus Bad Griesbach
94086 Bad Griesbach

Österreich
Wellnes Ressort Schwarz
6114 Mieming

Hotel Theresia
Bahnhofstr. 15
6280 Zell im Zillertal

Sport & Wellnessresidenz
Madseit 690
6294 Hintertux

Wellness & Familienhotel
6652 Elbigenalp

Therme Loipersdorf-
Intercontinental
Loipersdorferstr. 152
8282 Loipersdorf

Steirisches Thermenland
Grazerstr. 1
8350 Fehring

Schweiz
Kurzentrum Bad Rheinfelden
Roberstenstr. 31
4310 Bad Rheinfelden b. Basel

Fitnesspark National
Haldenstr. 23
6006 Luzern

Fitnesspark Münstergasse
Blaufahnenstr. 3
8001 Zürich

Register

A

Abhärtung 9, 12
Abkühlphase 9, 27, 32 f., 45, 52, 56, 62, 78
Abkühlraum 9, 11, 33, 108, 110
Abkühlung 23, 27, 44
Abluft 118 f.
Abnehmen 32, 64, 97
Abwehrkräfte 69 f.
Adrenalin 63
Akne 83
Algenkosmetik 94
Allergien 55, 62, 74, 76, 80
Aloe-Vera-Maske 91
Altersbeschwerden 78
Alzheimer 64
Anämie 78
Anti-Aging 9, 81
Anti-Depressivum 63
Antikörper 69
Armguss 50
Arthritis 73
Arthrose 80
Asthma 55, 68, 80
Atemkapazität 54
Atemwege 45, 55, 62, 68 ff., 80
Aufheizphase 9, 27, 32, 37 ff.
Aufguss 8, 10, 40 ff., 52
Aufgusskelle 112, 123
Aufgusskübel 112, 123
Ausdauer 53 f.
Ausdauersport 56, 57, 87
Auskühlung 76
Ayurveda 20, 90

B

Badebekleidung 30 f., 52, 57
Badehocker 122
Badesandalen 35, 36
Badestuben, mittelalterliche 16
Basaltsteine 115
Basen 96 ff.
Basenpräparate 98
Beklemmungsgefühle 38
Belüftung 123
Bewegungsmangel 71
Bindegewebe 71, 89
Birkenquast 8, 41

Blasenleiden 50
Blockbohlensauna 108 f., 119, 123
Blut 22 ff., 38, 47, 57, 60, 65 ff., 77, 98
Blutdruck, niedriger 66, 80
Bluterguss 55
Bluthochdruck 47, 66, 78 ff., 103
Boden 120, 121
Bodenrost 112
Brandschutz 114
Bronchien 55, 68 ff.
Bronchitis 68 f., 76, 80
Brottrunk 102

C

Cellulite 48, 50, 94
Cellulite-Algen-Packung 94
Cholesterin 64, 81
Cortison 62, 68, 74
Couperose 80
Cryo 57

D

Dämmstoffe 117 f., 123
Dampfbad 12, 14, 15, 16, 20, 26 f., 33, 116
Dampfsperre 106 f., 118 f., 123
Darmflora 102
Decke 119, 123
Durchblutung 65, 67, 74, 80
Dusche 11, 110

E

Eckbrausen 46
Eimer-Schwalldusche 122
Eisregen 47
Elektroofen 114, 123
Elementbauweise 106 f., 123
Endorphine 87
Energie-Drink 87
Entgiftung 9
Entlüftung 119
Entschlackung 9, 32, 96 ff.
Entschlackungskur 96 ff.
Entwässerung 120
Entzündungen 62, 80
Erdsauna 13, 109, 117
Erkältungen 49, 68, 70
Erschöpfung 50
Erste-Hilfe-Koffer 112

F

Fertiggerichte 99
Feuerlöscher 112
Fieber 24, 80
Freiluftraum 11, 111, 121
Frischluft 25, 27, 44, 52
Fruchtsäfte 99
Frühgeburt 78
Funktionsräume 110, 123
Fußbad 33, 36, 40, 47, 52
Fußbadewanne 12, 122, 123
Fußbodenheizung 15
Fußpilz 34, 112, 120

G

Gartensauna 108, 115, 123
Geburt 77
Gedächtnis 64
Gefäßreinigung 65
Gefäßtraining 48, 65 ff., 77
Gehirn 62, 80
Gemüsesäfte 99
Genussmittel 96
Gesichtsölmischung
-, für fettige Haut 92
-, für sensible Haut 92
-, für trockene Haut 92
-, für trockene, empfindliche Haut 92
Getränke, isotonische 56
Gicht 19, 73
Gong 34
Griechen 15
Grippe 80
Guss 11, 45, 48 ff., 66

H

Hamam 18
Harara 18
Harnsäure 71 f.
Harnwegserkrankungen 73
Haut 78 f., 81 ff.
-, fettige 83
-, trockene 83
Hautkrankheiten 19, 74, 80
Heilerde-Maske 91
Heilkräuteraufguss 20
Heißwasserbad 20
Herodot 14
Herz 67, 79
Herzleistungsschwäche 66
Herzschlag 62
Heublumensauna 19

Heuschnupfen 74
Hexenschuss 78
Hippokrates 14
Hitze 38, 39
Hitzeabwehr 21, 23, 25, 32
Hohlwandheizung 15
Holz 22, 111 f., 113 f., 119, 123
Holzhäuschen 109
Hormonhaushalt 9, 62, 78
Hormonpflaster 62
Hustenreiz 69
Hygrometer 111
Hypokaustenheizung 15

I

Immunsystem 74, 76
Impotenz 80
Infarktrisiko 65, 67
Infrarotsauna 17
Insektenstiche 48
Ischiasnerv 50

K

Kälteschock 57
Kaltwasseranwendungen 33, 45 ff., 52, 60
Kaltwasserschlauch 45
Kerntemperatur 24, 25
Killerzellen 69, 82
Kinder 75 f.
Klimazone 8
Kneipp 48
Kneippschlauch 121
Knieguss 49
Kochsalz 73
Körperhygiene 12, 39
Körperpeeling 88 f.
Körpertemperatur 22 ff.
Kollagen 81
Kontaktlinsen 31
Konzentrationsfähigkeit 62
Kopfschmerzen 32
Kopfstütze 111
Kost, basenarme 99
Krampfadern 49 f., 67, 77, 80
Krebs 80
Kreislaufkollaps 23, 39
Kristallsauna 17
Kübeldusche 11, 46
Kuti, ayurvedischer 20

L
Lakonikum 15
Lavoisier 16
Leistungsfähigkeit 53, 55, 65
Liebe 39
Löyly 8, 40
Lomi Lomi Nui 51
Luftfeuchtigkeit 11, 25, 26, 118
Luftzirkulation 119

M
Massage 30, 73
Massivholzbauweise 107, 123
Medikamente 66
Meeresdusche 86
Meeres-Shampoo 94
Meereszauber 88
Meersalzpeeling 89
Mehrlinge 78
Mental-Betthupferl 85
Mineralien 73, 89, 96
Multifunktionssysteme 116
Muntermacher, leckere 101
Muskelkater 54
Muskulatur 60, 65, 72

N
Nabelstein 18
Nassraum 121, 123
Navajo-Indianer 20
Neurodermitis 74
Nieren 72, 74, 97
Noni 87
Notfall 44
Nurmi, Paavo 53

O
Ödeme 77
Öle, ätherische 42 f., 76, 86, 92 f.
Öl-Haarkur 90
Öl-Synchronmassage 20
Ofensteine 116 f., 123
Ofuro 20

P
Paracelsus 75
Paradise-Ship 87
Parfüm 36
Pasta, sizilianische 95
Präventivmedizin 14

Prellungen 48, 55
Pseudokrupp 76
Psoriasis 74, 102
Psyche 79

Q
Quästen 41 f.

R
Radikale, freie 70, 82, 97
Rauchquarzkristalle 17
Rauchsauna 13
Raumhöhe 110
Raumklima 25
Regel 50
Regen, tropischer 45, 47
Regenerationsfähigkeit 53
Reich, römisches 15
Reinigungsdusche 33, 36, 52
Rhassoul 19, 89
Rheuma 19, 57, 72 f., 80
Römer 15
Ruhepause 33
Ruheraum 12, 108, 110, 122, 123

S
Säurebildner 103
Säuren 19, 71 ff., 96 ff.
Säuren-Basen-Balancing 103
Sanduhr 10, 34, 43, 111, 123
Sauerstoff 54, 65, 118
Saunaanlage 17, 110
Saunabau 25, 123
Saunagang 9, 30, 32 f., 52, 111
Saunahandtuch 35, 39, 52
Saunaofen 8, 10, 13, 22, 111, 114 ff., 123
-, holzbefeuerter 115, 123
Saunakabine 10, 52, 110, 121 ff.
Saunaklima 106, 113, 118
Saunaleuchte 112
Saunatemperaturen 11
Sauna-Touren 17, 20
Saunatür 120, 123
Saunawelt 17
Saunazubehör 111, 123
Schadstoffe 69, 71, 76
Schenkelguss 50

Schilddrüsenerkrankungen 80
Schlacken 19, 54, 71 ff., 81, 89, 97
Schlafstörungen 50, 103
Schlaganfall 80
Schleimhäute 45, 68 f.
Schonkost 32
Schornsteinsauna 13
Schulter-Armguss 50
Schmuck 31
Schwallbrause 11, 46, 122
Schwangerschaft 77 f.
Schweißdrüsen 24, 71, 82
Schwermetallvergiftung 74
Schwindel 32, 44
Schwitzen 24 f., 32, 40, 52, 64, 71
Seidenpeeling, indisches 90
Seifenmassage 18
Selbstheilungskräfte 9
Senioren 78
Sicherheitscheck 112, 123
Sitzbänke 10, 37, 39, 40, 121
Sitzhaltung 38, 43
Skythen 14
Solarium 51
Somatropin 64
Spartaner 15
Spektralfarben 116
Sportverletzungen 55, 57, 80
Standort 109
Starkstromanschluss 115
Steinofen, finnischer 115, 123
Steinschwitzbäder, urzeitliche 14
Steinzeit 14
Steuergerät 111, 123
Stoffwechsel 24, 32, 41, 81, 103
Strahlungsenergie 22
Strahlungswärme 38, 106
Stress 61
Sunrise-Frühstück 86
Sweat lodge 20

T
Talgdrüsen 83
Tauchbad 45, 78
Tauchbecken 11, 47, 52, 66, 76, 79, 122, 123
Teemischungen 98

Thermometer 10, 111, 123
Thermostat 111, 123
Thrombose 65, 67, 77
Trägeröle 93
Trinken 32, 52, 55, 72, 78
Trockenbürsten 40
Trockenhygiene 16
Tuberkulose 80

U
Übelkeit 44
Übererregbarkeit 50
Übergewicht 79
Umkleideraum 10, 108, 110
Umschläge, kühle 44
Unterleibsbeschwerden 80

V
VDE 116
Venen 65, 67
Verdunstungskälte 25, 27
Verkämmung 108
Verspannungen 49, 51
Verstauchungen 48, 55
Verstimmungen 50, 80, 103
Viren 69
Vorreinigungsraum 10

W
Wärmeleiter 21, 23, 113
Wärmestau 23, 25, 31, 44
Wärmeübertragung 21
Wärmezone 10, 11, 38
Waldfinnen 12
Wannenbad 16
Wasser, stilles 98
Wasserdampf 41, 119
Wasserschlauch 11
Wechseljahresbeschwerden 80
Wechselreize 44, 61, 76, 83
Wellnesstag 84 ff.

Z
Zerrungen 48, 55
Zuluft 118 f.

Impressum

© 2002 Gräfe und Unzer Verlag GmbH, München
Alle Rechte vorbehalten. Nachdruck, auch auszugsweise, sowie Verbreitung durch Bild, Funk, Fernsehen und Internet, durch fotomechanische Wiedergabe, Tonträger und Datenverarbeitungssysteme jeder Art nur mit schriftlicher Genehmigung des Verlages.

Redaktion: Silvia Herzog
Lektorat: Dorit Zimmermann

Illustrationen: Detlef Seidensticker, München
Fotos: AKG Images: S. 14, 16; B + S Finnland Sauna: S. 8, 60, 104/105, 107, 108, 109, 111, 115, 120, 123; B. Büchner: S. 18; Corbis Stock Market: S. 65, 77; Getty Images: S. 21, 91; GU-Archiv: S. 32, 43, 63, 70, 86, 87, 88, 94, 95, 99, 100, 101, 102 (Kartoffeln), 103 (R. Schmitz), 34, 39, 42, 85, 92, 93, 97 (M. Jahreiß), 35 (B. Bonisolli), 51 (T. von Salomon), 55, 90 (C. Losta), 56, 61 (A. Hosch), 81 (N. Olonetzky), 83 (M. Leis), 102 (Teetasse, T. Roch); IFA: S. 41, 82; Jahreszeiten Verlag: S. 6/7, 26, 64; Jump: S. 5, 10, 25, 36, 38, 45, 48, 53, 69, 89, 122 (Ruheraum), U4; Klafs Saunabau: S. 46, 75, 116, 122 (Badehocker); Mauritius: S. 22, 37, 58/59, 66, 79, 117; Reinhard-Tierfoto: S. 113; Springerpics AS-Verlag: S. 28/29, 50; Superbild: U1

Umschlaggestaltung: independent Medien-Design
Innenlayout: Heinz Kraxenberger
Herstellung: Petra Roth
Satz: Johannes Kojer, München
Lithos: Repro Ludwig, Zell am See
Druck: Appl, Wemding
Bindung: Sellier

ISBN 3-7742-5575-X

Auflage	4.	3.	2.	1.
Jahr	2005	2004	2003	2002

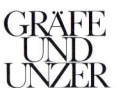

GRÄFE
UND
UNZER

Ein Unternehmen der
GANSKE VERLAGSGRUPPE

Wichtiger Hinweis

Dieser GU-Ratgeber bietet aktuelle und fachlich kompetente Informationen rund um die Sauna. Er zeigt die Möglichkeiten, aber auch die Grenzen des Saunabadens auf. Wenn Sie nicht sicher sind, ob Sie in die Sauna dürfen, dann wenden Sie sich bitte an Ihren Arzt. Sie sind verpflichtet, in eigener Verantwortung zu entscheiden, ob und wie weit Sie die im Buch gegebenen Empfehlungen übernehmen möchten.

Umwelthinweis

Dieses Buch wurde auf chlorfrei gebleichtem Papier gedruckt. Um Rohstoffe zu sparen, haben wir auf Folienverpackung verzichtet.

Dank

Wir bedanken uns bei den Firmen B + S Finnland Sauna (D-48249 Dülmen) und Klafs Saunabau GmbH & Co. KG (D-74523 Schwäbisch Hall), die uns freundlicherweise Fotos zur Verfügung gestellt haben.

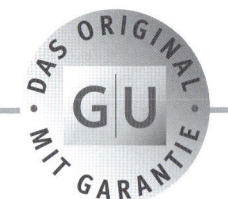

Das Original mit Garantie

Ihre Meinung ist uns wichtig. Deshalb möchten wir Ihre Kritik, gerne aber auch Ihr Lob erfahren, um als führender Ratgeberverlag für Sie noch besser zu werden. Darum: Schreiben Sie uns! Wir freuen uns auf Ihre Post und wünschen Ihnen viel Spaß mit Ihrem GU-Ratgeber.

Unsere Garantie: Sollte ein GU-Ratgeber einmal einen Fehler enthalten, schicken Sie uns bitte das Buch mit einem kleinen Hinweis und der Quittung innerhalb von sechs Monaten nach dem Kauf zurück. Wir tauschen Ihnen den GU-Ratgeber gegen einen anderen zum gleichen oder ähnlichen Thema um.

Ihr Gräfe und Unzer Verlag
Redaktion Gesundheit
Postfach 86 03 25
81630 München
Fax: 0 89/4 19 81-1 13
e-mail: leserservice@graefe-und-unzer.de